Stephan Stellnberger

Endosonographie submucöser Tumoren des Ösophagus und des Magens

Stephan Stellnberger

Endosonographie submucöser Tumoren des Ösophagus und des Magens

Die Rolle der Endosonographie in der Differentialdiagnose submucöser Tumoren des oberen Gastrointestinums

Südwestdeutscher Verlag für Hochschulschriften

Impressum/Imprint (nur für Deutschland/only for Germany)
Bibliografische Information der Deutschen Nationalbibliothek: Die Deutsche Nationalbibliothek verzeichnet diese Publikation in der Deutschen Nationalbibliografie; detaillierte bibliografische Daten sind im Internet über http://dnb.d-nb.de abrufbar.
Alle in diesem Buch genannten Marken und Produktnamen unterliegen warenzeichen-, marken- oder patentrechtlichem Schutz bzw. sind Warenzeichen oder eingetragene Warenzeichen der jeweiligen Inhaber. Die Wiedergabe von Marken, Produktnamen, Gebrauchsnamen, Handelsnamen, Warenbezeichnungen u.s.w. in diesem Werk berechtigt auch ohne besondere Kennzeichnung nicht zu der Annahme, dass solche Namen im Sinne der Warenzeichen- und Markenschutzgesetzgebung als frei zu betrachten wären und daher von jedermann benutzt werden dürften.

Coverbild: www.ingimage.com

Verlag: Südwestdeutscher Verlag für Hochschulschriften GmbH & Co. KG
Heinrich-Böcking-Str. 6-8, 66121 Saarbrücken, Deutschland
Telefon +49 681 37 20 271-1, Telefax +49 681 37 20 271-0
Email: info@svh-verlag.de

Zugl.: Jena, Medizinische Fakultät der Friedrich-Schiller-Universität, Dissertation, 2012

Herstellung in Deutschland (siehe letzte Seite)
ISBN: 978-3-8381-3285-3

Imprint (only for USA, GB)
Bibliographic information published by the Deutsche Nationalbibliothek: The Deutsche Nationalbibliothek lists this publication in the Deutsche Nationalbibliografie; detailed bibliographic data are available in the Internet at http://dnb.d-nb.de.
Any brand names and product names mentioned in this book are subject to trademark, brand or patent protection and are trademarks or registered trademarks of their respective holders. The use of brand names, product names, common names, trade names, product descriptions etc. even without a particular marking in this works is in no way to be construed to mean that such names may be regarded as unrestricted in respect of trademark and brand protection legislation and could thus be used by anyone.

Cover image: www.ingimage.com

Publisher: Südwestdeutscher Verlag für Hochschulschriften GmbH & Co. KG
Heinrich-Böcking-Str. 6-8, 66121 Saarbrücken, Germany
Phone +49 681 37 20 271-1, Fax +49 681 37 20 271-0
Email: info@svh-verlag.de

Printed in the U.S.A.
Printed in the U.K. by (see last page)
ISBN: 978-3-8381-3285-3

Copyright © 2012 by the author and Südwestdeutscher Verlag für Hochschulschriften GmbH & Co. KG and licensors
All rights reserved. Saarbrücken 2012

Gewidmet ist dieses Buch der

Friedrich-Schiller-Universität

Jena

Alles Große und Edle ist einfacher Art

-Gottfried Keller-

Abkürzungsverzeichnis

AK	Antikörper
ALK1	Activin receptor-like kinase 1
CD	Cluster of differentiation
CML	Chronisch myeloische Leukämie
CT	Computertomographie
DOG1	Discovered on GIST 1
EMA	Epitheliales Membranantigen
EUS	Endoskopische Ultrasonographie
EBUS	Endobronchiale Ultrasonographie
EUS-FNA	Endoskopisch-ultraschall-gesteuerte Feinnadelaspiration
EUS-TCB	Endoskopisch-ultraschall-gesteuerte Trucut-Biopsie
FDG	[^{18}F]-2-Fluordeoxyglukose
GEP-NET	Gastroenteropankreatischer neuroendokriner Tumor
GIT	Gastrointestinaltrakt
GIST(s)	Gastrointestinale(r) Stromatumor(e)
HE	Hämatoxylin-Eosin

HPF	High power field
HMB45	Human Melanoma Black 45
IFT	Inflammatorische fibroide Polypen
MDCT	Multidetector-Computertomographie
MSCT	Mehrschichtspiral-Computertomographie
NIH	National Institutes of Health (nationales US-Gesundheitsinstitut)
NSE	Neuronenspezifische Enolase
ÖGD	Ösophagogastroduodenoskopie(n)
PAS	Periodsäure-Schiff
PDGFRα	Platelet-derived growth factor Alpha
PET	Positronen-Emissions-Tomographie
PKCθ	Protein Kinase C theta
S100	100% Soluble in ammonium sulfate 100
SMT(s)	Submucöse(r) Tumor(e)
SRH	Stiftung Rehabilitation Heidelberg
Substanz P	Substanz (engl.) Pain oder ursprünglich (engl.) Powder
US	Ultrasonographie

Inhaltsverzeichnis

          Seite

	Abkürzungsverzeichnis	3
	Danksagung	8
1.	Zusammenfassung	9
2.	Einleitung	12
2.1.	Histologie des oberen Gastrointestinaltraktes	13
2.2.	Submucöse Tumoren des oberen Gastrointestinaltraktes	17
2.2.1.	Einführung	17
2.2.1.1.	Definition und Epidemiologie	17
2.2.1.2.	Ätiopathogenese	17
2.2.1.3.	Klinische Präsentation	18
2.2.1.4.	Verteilung, Einteilung und endosonographische Kriterien	18
2.2.2.	Benigne submucöse Tumoren	22
2.2.2.1.	Leiomyome	22
2.2.2.2.	Schwannome	23
2.2.2.3.	Granularzelltumoren (Abrikossof-Tumoren)	23
2.2.2.4.	Inflammatorische fibroide Polypen	24
2.2.2.5.	Heterotopes Pankreasgewebe	25
2.2.2.6.	Lipome	26
2.2.2.7.	Hämangiome	26
2.2.2.8.	Lymphangiome	27
2.2.3.	Maligne submucöse Tumoren	27
2.2.3.1.	Gastroenteropankreatische neuroendokrine Tumoren	27
2.2.3.2.	Leiomyosarkome	29
2.2.3.3.	Metastasen im Gastrointestinaltrakt	29
2.2.3.4.	Gastrointestinale Stromatumoren	30
2.3.	Histologie, Immunzytochemie und Immunhistochemie in der Diagnostik submucöser Tumoren	32
2.3.1.	Histologische Verfahren	32
2.3.2.	Allgemeine Immunzytochemie und Immunhistochemie	32
2.3.3.	Immunzytochemie in der Diagnostik submucöser Tumoren	34

2.4.	Die endoskopische Ultrasonographie	36
2.4.1.	Die radiale endoskopische Ultrasonographie	37
2.4.2.	Die longitudinale endoskopische Ultrasonographie	38
2.4.3.	Die Minisonden-endoskopische Ultrasonographie	38
2.4.4.	Die endosonographischen Schichten der Wand des gesunden oberen Gastrointestinums	39
2.4.5.	Die endosonographische Feinnadelpunktion und Biopsie	41
2.5.	Zielsetzung der Arbeit	43
3.	Methodik	44
3.1.	Studienpopulation	44
3.2.	Studiendurchführung	45
3.2.1.	Retrospektive Akquise endosonographischer und histopathologischer Daten	45
3.2.2.	Erneute Färbung und Photographie der histopathologischen Präparate	46
3.3.	Datenanalyse	47
3.4.	Ethikkommissionsvotum	47
4.	Ergebnisse	48
4.1.	Patienten und Diagnostik	48
4.2.	Endosonographische Verdachtsdiagnosen und Komplikationen	49
4.3.	Histopathologische Diagnosen	51
4.4.	Diagnosegenauigkeit der endoskopischen Ultrasonographie	53
4.5.	Bildmorphologie der endoskopischen Ultrasonographie und der Histopathologie	54
5.	Diskussion	60
5.1.	Patientengut und Diagnosen	60
5.2.	Komplikationen der endosonographischen Untersuchung	61
5.3.	Diagnostische Genauigkeit der endoskopischen Ultrasonographie	61
5.4.	Histopathologie und endoskopische Ultrasonographie	62
5.5.	Ausblick	66
6.	Schlussfolgerungen	68

Literatur- und Quellenverzeichnis 70

Danksagung

Besonders danken möchte ich meiner Freundin, Astrid von Spalden, meinen Eltern Gertrude und Willibald Stellnberger, Philipp Stellnberger, Professor Dr. med. habil. Thomas Körner, Professor Dr. phil. med. habil. Gustav Jirikowski, Sabine Hitschke, allen weiteren Kolleginnen und Kollegen sowie Freundinnen und Freunden und ganz besonders Frau Dipl.-Volkswirtin Marion Körner, ohne die dies alles nicht möglich gewesen wäre.

1. Zusammenfassung

Submucöse Tumoren (SMT) des oberen Gastrointestinaltraktes (GIT) sind zumeist asymptomatische Läsionen mit Ursprung unter dem luminalen Epithel und werden bei endoskopischen und radiologischen Untersuchungen häufig zufällig entdeckt. Alle dreihundert Routineösophagogastroduodenoskopien wird ein SMT diagnostiziert. Die genaue Inzidenz ist jedoch unbekannt.

Zur nichtinvasiven diagnostischen Abklärung stehen radiologische und endoskopische Möglichkeiten zur Verfügung. Die endoskopische Ultrasonographie (EUS) ist der nicht invasive Goldstandard in der Differentialdiagnose zu einer extramuralen Kompression und der Tumorentität. Der EUS kommt aufgrund ihres Einsatzgebietes, ausgehend vom Lumen des GIT und der Möglichkeit des Einsatzes hochauflösender Schallköpfe, eine gesonderte Rolle in der Diagnostik submucöser Tumoren des Gastrointestinums zu. Sie ist eine risikoarme Untersuchung und stellt, da es sich um eine Ultraschalluntersuchung handelt, nach dem bisherigen Kenntnisstand keine oder nur eine geringe Gewebebelastung dar. Die EUS ist üblicherweise die zweite Untersuchung nach der (Routine)endoskopie (ÖGD) im Untersuchungsgang bei Verdacht auf einen SMT des oberen GIT. Der diagnostische Goldstandard ist die histologische und immunhistochemische Untersuchung nach chirurgischer Tumorektomie.

Ziel der vorliegenden Arbeit war es, die diagnostische Wertigkeit endosonographischer Merkmale im Vergleich zu histologischen Merkmalen bei Aufarbeitung nach einer Operation bei SMTs des oberen GIT zu untersuchen.

Es erfolgte eine retrospektive Analyse der endosonographischen Daten von 1167 Patienten im Zeitraum von 04.01.2008 bis 22.06.2010 im SRH Zentralklinikum Suhl. Die endosonographischen Daten der Patienten mit einem submucösen Tumor wurden aufgenommen und bei operierten Patienten wurde, wenn möglich, das Operationspräparat histologisch nachgefärbt und photographiert.

Bei 82 Patienten (47 Frauen und 35 Männer, insgesamt 7,03%) wurde ein bekannter Verdachts-SMT des oberen GIT kontrolliert oder die Verdachtsdiagnose eines neu entdeckten SMT des oberen GIT gestellt. Das mittlere Alter der Patienten bei der ersten im Untersuchungszeitraum durchgeführten EUS betrug 61,35 (28-87, SD ± 12,09) Jahre. 17 Patienten (9 Frauen, 8 Männer) der Untersuchungsgruppe wurden im Untersuchungszeitraum operiert. Von diesen war bei 14 Patienten die Akquise des Paraffin-Blockes und bei einem Patienten des HE-gefärbten Schnittes möglich. Aufgrund der Seltenheit von Granularzelltumoren wurden ein biotisch-gewonnenes Präparat aus dem Untersuchungszeitraum und Bilddokumente eines im Jahre 2000 operierten Patienten hinzugefügt.

Endosonographisch wurden ein Tumor (25%) korrekt als benigne und 13 Tumoren (100%) korrekt als maligne klassifiziert, wobei drei über die EUS als GIST-Verdacht gedeutete Tumoren sich histopathologisch als gastroenteropankreatische, neuroendokrine Tumoren (GEP-NETs) entpuppten. Ein Tumor unklarer Dignität wurde histopathologisch als GIST gewertet. Zwei der endosonographisch als GISTs interpretierten Tumoren wurden histopathologisch als Leiomyome und einer als fibroider Polyp diagnostiziert. Die Sensitivität der EUS bei der Erkennung von Malignität betrug 100 Prozent, die Spezifität 25 Prozent. Bei den EUS-Parametern Tumorgröße, Echomuster und Begrenzung ergab sich zwischen den histopathologisch gesicherten benignen und malignen Tumoren kein signifikanter Unterschied, wobei aber die niedrige Patientenzahl von N=17 bedacht werden muss.

Die hohe Sensitivität bezüglich Malignität ergab sich, da alle malignen Tumoren mittels EUS korrekt oder unklar bezüglich der Dignität eingestuft wurden. Die niedrige Spezifität war darauf zurückzuführen, dass drei histopathologisch als benigne eingestufte Tumoren in der EUS als maligne gewertet wurden. Schlussfolgernd kann die EUS anhand dieser Daten als „übersensibel" eingestuft werden. Bei Tumoren ≥ zwei Zentimeter zeigten sich nur mehr zwei von neun Tumoren als falsch maligne, sodass davon auszugehen ist, dass die Spezifität bezüglich Malignität bei größenmäßig fortgeschrittenen Prozessen höher ist. Eine eindeutige Aussage konnte aber aufgrund der niedrigen Fallzahl nicht getroffen werden.

Aufgrund der hohen Übereinstimmung endosonographischer und histologischer Diagnosen bezüglich Malignität wird die Wichtigkeit des Erhebens der in vivo-Merkmale bei der EUS, wie Größe, Echogenität, Homogenität, Begrenzung sowie Perfusion, für das weitere klinische Vorgehen hervorgehoben.

Die bildgebende EUS stellt als nichtinvasives, risikoarmes Verfahren mit ihren Vorteilen gegenüber anderen bildgebenden Verfahren eine Schlüsselposition in der Diagnostik und in der Therapieentscheidung von submucösen Tumoren, vor allem zur Stellung der OP-Indikaton, dar. Infolge der hohen Sensitivität von 100% und des hohen prädiktiven Wertes kann auf Basis des endosonographischen Befundes eine OP-Indikationen gestellt werden, obgleich aufgrund niedriger Spezifität in der Dignitätsbeurteilung bei kleineren Tumoren (< 2 cm) häufig falsch positiv maligne Tumoren enddiagnostiziert werden.

Insgesamt können die bestehenden Kriterien für Malignität als ausreichend und die Verlaufsbeobachtung mittels EUS bis zu einer Tumorgröße von zwei Zentimetern als sicher gesehen werden. Da die EUS im Vergleich zu extern detektierenden Verfahren, wie die CT, die MRT oder die PET eine höhere Interobserver-Variabilität aufweist, ist es vorteilhaft, wenn der gleiche Endosonographeur den Patienten zur Verlaufskontrolle weiterbetreut.

Prinzipiell sollten alle gastroskopisch entdeckten, relevanten (> 5mm) submucösen Tumoren einer hochauflösenden EUS des oberen GIT zugeführt werden.

2. Einleitung

Seit Beginn der Routineanwendung der endoskopischen Ultrasonographie (EUS) Anfang der 1980er Jahre mit mechanischen Radialscannern (Fukuda et al. 1984, DiMagno et al. 1980, Strohm et al. 1980), wird diese unter technischem Fortschritt zunehmend in der bildgebenden sowie zytologischen und histologischen (endoskopisch-ultraschall-gesteuerte Feinnadelaspiration, EUS-FNA; endoskopisch-ultraschall-gesteuerte Trucut-Biopsie, EUS-TCB) Diagnostik verwendet.

Eine besondere Rolle in der Bildgebung des Gastrointestinaltraktes (GIT) spielt die EUS in der Beurteilung von Strukturen, die in der transabdominalen Ultrasonographie (US) oder in der Ösophagogastroduodenoskopie (ÖGD) nicht oder nicht ausreichend dargestellt werden können. Aufgrund der Nähe des Schallkopfes zum Zielorgan nimmt sie in der Beurteilung der Organmorphologie auch zur Computertomographie (CT), der Magnetresonanztomographie (MRT) und Positronen-Emissions-Tomographie (PET) eine Sonderstellung ein.

Submucöse Tumoren (SMT) des oberen GIT werden zirka alle dreihundert Routine-ÖGDs entdeckt (Landi et Palazzo 2009), während hingegen andere pathologische Befunde überwiegend in Form von Gastritiden, Ulzera und diaphragmatischen Hernien bei 8,2 – 29,7 % der Patienten gefunden werden (Fahlke et al., Kruis et al.). Die genaue Inzidenz von SMTs im oberen GIT ist nicht bekannt (Ponsaing et al. 2007).

SMTs sind mesenchymalen Ursprungs und stellen einen Überbegriff nichtneoplastischer und neoplastischer Geschwulste dar, die sich subepithelial von der tiefen Mukosa bis zur Tunica adventitia ausstrecken können. Aufgrund ihrer Lage erscheinen sie endoskopisch durch eine Vorwölbung der Schleimhaut. Die EUS ist der transabdominalen US und der CT in der Unterscheidung einer solchen Abhebung submucösen Ursprungs von einer extramuralen Kompression überlegen und stellt auch den nichtinvasiven Goldstandard in der Abschätzung der Tumorentität dar (Hwang et al. 2006, Polkowski 2005 Jul, Polkowski et Butruk 2005 Jan, Nickl 2005, Chak 2002).

Zur histologischen und zytologischen Abklärung werden die endosonographiegesteuerten Methoden EUS-FNA und EUS-TCB sowie die pathologische Aufarbeitung des Operationspräparates angewandt. Immunzyto- und histochemische Methoden erweitern sowohl in der zytologischen als auch in der histologischen Diagnostik Sensitivität und Spezifität. Für die Diagnose eines gastrointestinalen Stromatumors ist eine positive Reaktivität mit Antikörpern gegen CD117 obligat.

Im Folgenden wird die gesunde Histologie des oberen GIT kurz dargestellt. Im histologischen Teil wird speziell auf die normale Wandschichtung des oberen GIT eingegangen. Der anschließende Abschnitt beschreibt die histologischen, immunzytochemischen und endosonographischen Besonderheiten der häufigsten SMTs des oberen GIT.

Es folgt eine Beschreibung der Verfahren der Pathologie und der endoskopischen Ultrasonographie (EUS), wie sie in der Diagnostik SMTs des oberen GIT zur Anwendung kommen. Ein Schwerpunkt liegt, als Hauptaugenmerk der Dissertation, in der Beschreibung der EUS.

Ziel des Studienteils der Arbeit war es, die morphologischen endosonographischen Aspekte der Tumoren mit deren histologischen Merkmalen zu vergleichen. Zum histologischen Vergleich wurden Präparate nach Operation herangezogen, da diese zytologischem oder histologischem Material, gewonnen mittels EUS-FNA, zur Differenzierung der Tumoren, in Sensitivität und Spezifität überlegen sind und die EUS-TCB mit wenig vorhandenen Studiendaten noch selten angewandt wird.

2.1. Histologie des oberen Gastrointestinaltraktes

<u>Allgemeiner histologischer Aufbau des oberen Gastrointestinaltraktes</u>

Die Wände der verschiedenen Abschnitte des Verdauungstraktes weisen ein gemeinsames Bauprinzip auf. Dieses ist in Tabelle 1 dargestellt. Auf die regionalen Unterschiede, die sich durch die unterschiedlichen Aufgaben von Ösophagus, Magen und Duodenum ergeben, wird nachfolgend eingegangen.

Tunica mucosa	Vom Lumen her besteht diese aus drei Schichten:		
	Lamina epithelialis mucosae	Epithel	
	Lamina propria mucosae	Lockeres Bindegewebe, welches Blut- und Lymphgefäße, Drüsen, glatte Muskelzellen sowie lymphatische Zellen enthalten kann.	
	Lamina muscularis mucosae	Glatte Muskulatur, die die Mukosa morphologisch von der Tela submucosa abgrenzt.	
Tela submucosa	Bindegewebige Verschiebeschicht, in der sich zahlreiche Blut- und Lymphgefäße und ein Anteil des enterischen Nervensystems (Plexus submucosus oder Meissner-Plexus genannt), welcher an der Steuerung der Funktion der Mukosa beteiligt ist, befinden. In Ösophagus und Duodenum finden sich hier charakteristische Drüsenpakete (siehe unten).		
Tunica muscularis	Diese ist, mit Ausnahme des Ösophagus, wo in den kranialen Anteilen Skelettmuskulatur vorherrscht, aus zwei Schichten glatter Muskulatur aufgebaut. Dazwischen befindet sich der zweite Teil des enterischen Nervensystems, der Plexus myentericus (= Auerbach-Plexus), welcher einen Einfluss auf Tonus und Rhythmus der Kontraktionen (Peristaltik) dieser Tunica hat, welche aus zwei Teilen besteht:		
	Stratum circulare	Innere Schicht, deren Muskelzellen zirkulär angeordnet sind.	
	Stratum longitudinale	Äußere Schicht mit longitudinal angeordneten Muskelzellen.	
Tunica serosa	Eine dünne Schicht aus lockerem Bindegewebe, welche nach außen hin ein einschichtiges Plattenepithel (Mesothel) trägt. Sie ist reich an Blut- und Lymphgefäßen sowie Fettgewebe.		

Tabelle 1: Der allgemeine histologische Wandaufbau des Verdauungstraktes vom Lumen hin zur Tunica serosa.

Der *Ösophagus* ist zum Lumen hin mit unverhorntem, mehrschichtigem Plattenepithel ausgekleidet. Der Wandaufbau entspricht dem in Tabelle 1 dargestellten Bauprinzip. In der Submukosa finden sich kleine mucöse Drüsen, die so genannten Ösophagusdrüsen. Kurz vor dem Übergang zum Magen liegen zusätzlich mucöse Drüsen in der Lamina propria der Schleimhaut. In den kaudalen Bereichen des Ösophagus besteht die Tunica muscularis nur aus glatter Muskulatur, während in den kranialen Anteilen Skelettmuskulatur vorherrscht. Nur das kurze Stück des Ösophagus, das sich in der Peritonealhöhle befindet, ist von Serosa bedeckt. Der Ösophagus ist mit Hilfe von lockerem Bindegewebe, der Adventitia, mit dem umgebenden Gewebe des Mediastinums (z.B. mit der Trachea) verbunden.

Der Wandaufbau des *Magens* entspricht dem in Tabelle 1 dargelegten Bauprinzip. Im Folgenden sind seine morphologischen Besonderheiten beschrieben.
Die Mukosa und die Submukosa des leeren Magens bilden unregelmäßig ausgebildete Falten (Plicae gastricae). Im Bereich der so genannten Magenstraße, welche entlang der kleinen Kurvatur verläuft und die Kardia mit der Pylorusregion verbindet, befinden sich kräftige, parallel angeordnete Falten, die bei Füllung des Magens verstreichen.
Im Fundus und im Korpus besteht die Magenschleimhaut aus einem schleimbildenden, hochprismatischen Oberflächenepithel, das sich in Form von Magengrübchen (Foveolae gastricae) in die Lamina propria einsenkt. In die Magengrübchen münden verzweigte tubulöse Magendrüsen, die Schleim, Salzsäure und Pepsinogen produzieren. Die zelluläre Zusammensetzung der Magendrüsen in den verschiedenen Regionen des Magens zeigt charakteristische Unterschiede. Im Bereich der Kardia finden sich hauptsächlich Schleim produzierende Zellen. Im Fundus und im Korpus herrschen im Drüsengrund die Pepsinogen bildenden Hauptzellen vor, während die säurebildenden Belegzellen (Parietalzellen) vor allem im mittleren Bereich der Magendrüsen zu finden sind. In diesem Bereich finden sich auch die Histamin sezernierenden „enterochromaffin-like" Zellen (ECL-Zellen), die die Säuresekretion der Belegzellen steuern. Außerdem enthalten die Magendrüsen, vorwiegend im Halsbereich, Stammzellen des Epithels und schleimproduzierende Nebenzellen. Die Belegzellen haben eine abgerundete Form, einen zentral gelegenen Zellkern und ein azidophiles Zytoplasma. Sie stellen außer der Magensäure den intrinsischen Faktor her. Die Pylorusdrüsen setzen hauptsächlich Schleim frei. Des Weiteren befinden sich in den Drüsen Gastrin (stimuliert die ECL-Zellen des Fundus und Korpus) speichernde G-Zellen und Somatostatin speichernde D-Zellen. Die letzt genannten hemmen parakrin die Aktivität der G-Zellen. G-Zellen sind hochprismatische endokrine Zellen des „offenen Typs", die mechanisch oder über Aminosäuren stimuliert werden können.

Im lockeren Bindegewebe der Lamina propria befinden sich glatte Muskelzellen und Lymphozyten. Die Grenze der Mukosa zur Submukosa bildet die Lamina muscularis mucosae aus glatter Muskulatur.

Die Submukosa der Magenwand enthält neben Blut- und Lymphgefäßen in der Regel diffus verteilte lymphatische Zellen und Mastzellen. In der Pylorusregion sind außerdem Lymphfollikel vorhanden.

Der Wandaufbau des *Duodenums* entspricht ebenfalls dem in Tabelle 1 vorgestellten Bauprinzip. Im Folgenden werden die histologischen Besonderheiten der gesunden Duodenalwand beschrieben.

Auf der Höhe der Einmündung von Gallen- und Pankreasgang beginnen in Richtung Jejunum zirkulär angeordnete Falten (Plicae circulares oder Kerckring-Falten), die bis zu einem Zentimeter in das Darmlumen vorspringen. Die Falten sind aus Mukosa und Submukosa aufgebaut. Sie beziehen die Tunica muscularis nicht mit ein.

Ein gemeinsames Merkmal der Schleimhaut im gesamten Dünndarm ist die Ausbildung von etwa einen Millimeter langen Zotten (Villi intestinales), Ausstülpungen von Lamina propria und Mukosaepithel in das Lumen. Zwischen den Zotten münden die Krypten (Glandulae intestinales oder Lieberkühn-Krypten), die sich als tubulöse Drüsen in die Lamina propria einsenken. Das die Zotten überziehende, einschichtige, hochprismatische Epithel geht kontinuierlich in das der Krypten über. Das Epithel besteht hauptsächlich aus Enterozyten, die auf der apikalen Seite einen Bürstensaum besitzen, der aus etwa 1 µm langen Mikrovilli aufgebaut ist. In den Krypten befinden sich neben Stammzellen und wandernden Ersatzzellen für das Zottenepithel auch exokrine, Lysozym-sezernierende Paneth-Körnerzellen und verschiedene enteroendokrine Zellen, die Gastrin, Sekretin, Cholezystokinin oder Serotonin enthalten. Die serotonergen Zellen, welche an der Steuerung der Motilität des Darmes beteiligt sind, werden auch als enterochromaffine Zellen bezeichnet. Die Mukosa des Duodenums enthält, im Vergleich zu den nachfolgenden Dünndarmabschnitten Jejunum und Ileum, weniger Becherzellen. Diese befinden sich zwischen den resorbierenden Zellen des Epithels.

Das Duodenum besitzt jedoch zusätzlich Drüsenpakete in der Submukosa. Die Duodenal- oder Brunnerdrüsen, die charakteristisch für diese Region sind, bilden einen mucösen, alkalischen Schleim. Blutgefäße verzweigen sich in der Submukosa und versorgen die Lamina propria und das Epithel. Darüber hinaus existieren Lymphgefäße, die blind im Zentrum der Zotten beginnen und sich in der Lamina propria vereinen.

2.2. Submucöse Tumoren des oberen Gastrointestinaltraktes

2.2.1. Einführung

Im Folgenden sind Definition, Epidemiologie, Ätiopathogenese, klinische Präsentation, Verteilung und endosonographische Merkmale und Malignitätskriterien submucöser Tumoren dargestellt. Auf die histopathologischen Merkmale dieser Tumoren wird in den weiteren Unterabschnitten dieses Abschnitts eingegangen.

2.2.1.1. Definition und Epidemiologie

Ein SMT ist definiert als ein ursprünglich intramural entstehender, subepithelial gelegener Tumor, der von der tiefen Mukosa (Lamina propria mucosae) bis hin zur Tunica serosa des Verdauungsschlauches seinen Ursprung haben kann. Aus diesem Grund wäre die Bezeichnung „subepitheliale Tumoren (SETs)" treffender, aufgrund der Dominanz der Ausdruckes SMT in der Literatur wird jedoch dieser hier verwendet.
Für eine Untergruppe der SMTs, den gastrointestinalen Stromatumoren (GISTs) liegt das mediane Alter bei Erkrankungsbeginn zwischen 55 und 65 Jahren (Miettinen et al. 2005). Fälle im Kindes- und Jugendalter werden nur vereinzelt beobachtet (Tran et al. 2005). Bei GISTs sind Männer mit 54% etwas häufiger betroffen als Frauen (Tran et al. 2005). Für andere SMTs konnten keine ausreichenden Daten für das Alter bei Erkrankungsbeginn gefunden werden. Autopsiestatistiken zeigen bei der Hälfte der Patienten, deren Sterbealter über 50 Jahre gelegen hat, einen im Magen lokalisierten SMT (Van Stolk 1999). Wesentlich seltener, wenn auch im Rahmen der vermehrten endoskopischen Untersuchungen im wachsenden Maße, werden solche Tumoren zu Lebzeiten diagnostiziert (siehe Inzidenz bei Routine-ÖGDs oben).

2.2.1.2. Ätiopathogenese

Ein definitiver ätiologischer Faktor für den Erwerb von SMTs ist nicht bekannt. Bei GISTs ist eine Mutation im c-Kit-Rezeptor oder im PDGFRα-Gen, die zu einer Daueraktivierung der Rezeptor-Tyrosinkinase führt, von zentraler Bedeutung (Hirota et al. 1998). Der genaue pathogenetische Mechanismus bei der Auslösung von GIST wird im Abschnitt „Gastrointestinale Stromatumoren" besprochen.

2.2.1.3. Klinische Präsentation

Bei (Verdachts)diagnosen auf einen SMT handelt es sich überwiegend um Zufallsbefunde, die mit der die Endoskopie veranlassenden klinischen Fragestellung keinen oder keinen sicheren Zusammenhang aufweisen (Hwang et Kimmey 2004). Sehr selten zeigt sich ein submucöser Tumor als Ursache klinischer Beschwerden, die möglicherweise zu einer ÖGD führen. Im Vordergrund klinischer Symptome stehen eine gastrointestinale Blutung, Dysphagie oder eine Stenosesymptomatik (Davila et Faigel 2003, Polkowski et Butruk 2005, Saund et al. 2004). Zusätzlich werden bei Magen-GISTs häufig Schmerzen, Übelkeit, unspezifische Oberbauchbeschwerden sowie Völlegefühl oder Gewichtsverlust beobachtet (Reichardt et Hohenberger 2006). Aufgrund der Blutungen, die sich als Hämatemesis oder auch als Meläna zeigen können, kann der Patient mit einer Anämie oder Abgeschlagenheit auffällig werden (Miettinen et al. 2005). Bei SMTs im Ösophagus können zusätzlich Husten, retrosternales Brennen oder Schmerzen auftreten (Miettinen et al. 2000).

GISTs können auch im Rahmen von Syndromen auftreten. Das 1977 beschriebene Carney-Syndrom zeigt sich meist in zwei von drei der folgenden Tumoren: GISTs des Magens, adrenale Paragangliome, pulmonale Chondrome (Carney 1983). Bei Neurofibromatose Typ 1 von Recklinghausen werden solitäre oder multiple GISTs im gesamten GIT beschrieben (Levy AD et al. 2004). Des Weiteren sind Fälle von familiärem GIST mit einer Hyperpigmentation bekannt, bei denen eine Keimbahnmutation im c-Kit-Gen nachgewiesen werden konnte (Maeyama et al. 2001, Carballo et al. 2005).

2.2.1.4. Verteilung, Einteilung und endosonographische Kriterien

Im oberen Verdauungstrakt ist der Magen mit etwa 60% die häufigste Lokalisation von SMTs, gefolgt vom Ösophagus mit etwa 30% und dem Duodenum mit etwa 10% (Polkowski et Butruk 2005, Polkowski 2005).

Zuerst müssen neoplastische Läsionen von nicht neoplastischen wie zystische Strukturen (Duplikationszysten, bronchogene Zysten, submucöse Zysten, Varizen, Lymphangiome), heterotopes Pankreasgewebe, Hamartome der Brunner-Drüse, entzündliche fibroide Polypen und die rektale Endometriose (im unteren GIT) unterschieden werden (Landi et Palazzo 2009). Von den neoplastischen Läsionen werden benigne und maligne unterschieden. In Tabelle 2 ist die Verteilung der häufigsten neoplastischen und nicht neoplastischen, submucösen Veränderungen des gesamten GITs angegeben.

	Ösophagus	Magen	Duodenum	Rektum
GISTs oder Tumoren zuvor bekannt als Neoplasien der glatten Muskelzellen (Leiomyome, Leiomyosarkome)	77% (a)	54% (b)	17% (b)	14% (c)
Heterotopes Pankreasgewebe	0%	16%	2%	0%
Gastroenteropankreatische neuroendokrine Tumoren	0%	3%	17%	43%
Lipome	1%	5%	14%	14%
Zysten	1%	9%	19%	0%
Granularzelltumoren (Abrikossof-Tumoren)	13%	1%	0%	0%
Lymphangiome oder Hämangiome	5%	1%	2%	13%
Hyperplasie der Brunner-Drüsen	0%	0%	19%	0%
Andere Läsionen	2%	11%	10%	16%

(a) Hauptsächlich Leiomyome (98%)
(b) Hauptsächlich GISTs (80%), Leiomyome (15%), Schwannome (5%)
(c) GISTs oder Leiomyome

Tabelle 2: Verteilung häufiger submucöser neoplastischer und nicht neoplastischer Veränderungen im GIT. Aus: Landi et Palazzo 2009 mit Daten von Polkowski et Butruk 2005 und Polkowski 2005.

Tabelle 3 gibt einen Überblick über die endosonographischen Hinweise zur Artdiagnose submucöser Tumoren.

Echogenität	Tumorentität	Bevorzugte Schichtzuordnung	Charakteristika
Echofrei	Zysten (verschiedene Entitäten)	3 (Submukosa), extramural	Dorsale Schallverstärkung
	Varizen	3 (Submukosa), extramural	Darstellung von Gefäßverlauf und Perforansvenen, Perfusionsnachweis
	Lymphangiom	3 (Submukosa)	Oft polypoid und polyzystisch, keine Perfusion, eindrückbar
	Kavernöses Hämangiom	3 (Submukosa)	Polyzystisch, evtl. Perfusionsnachweis
Echoarm	Gastrointestinaler, mesenchymaler Tumor (GIST, Leiomyom, Schwannom)	4 (Muscularis propria) oder 2 (Muscularis mucosae)	Leiomyome: bevorzugt im Ösophagus und im unteren GIT, zugeordnet nur der 2., echoarmen Schicht; GISTs: bevorzugt im Magen
	Granularzelltumor (Abrikossof-Tumor)	3 (Submukosa) und 4 (Muscularis propria)	Meist homogen und glatt begrenzt, meist <20mm, bevorzugt im Ösophagus
	Neuroendokrine Tumoren (Karzinoid)	3 (Submukosa), evtl. keine Abgrenzung zu den Schichten 2 und 4	„Pfeffer und Salz"-Binnenstruktur, rund, glatt begrenzt, perfundiert, bevorzugt im Rektum und im Duodenum
	Inflammatorische, fibroide Polypen (IFT)	2 (Muscularis mucosae) und 3 (Submukosa)	Meist unscharf begrenzt, echoarm-homogen, bevorzugt im Magen
	Metastasen	Keine Respektierung der Schichten	Inhomogen, meist echoarm
	Subepitheliales Karzinom	Schichtung verwaschen oder aufgehoben	Inhomogen, evtl. Lymphadenopathie
	Lymphom	2-4, keine Respektierung der Schichten	Multinodulär, echoarm-homogen, Lymphadenopathie möglich
	Selten: Amyloidose, fokale Entzündung, Endometriose		
Echogen	Lipom, Fibrolipom	3 (Submukosa)	Homogen/größenabhängig gering inhomogen
Gemischt	Heterotopes Pankreas	3 (Submukosa)	Inhomogen, evtl. tubuläre oder mikrozystische Binnenstruktur, zentrale, nabelartige Einsenkung, bevorzugt im Magenantrum
	Maligne,	Meist 4 (Muscularis	Inhomogenitäten, zystische oder

	mesenchymale Tumoren (GIST, Leiomyosarkom)	propria) als Ausgangsschicht, oft keine Schichtenrespektierung	echogene Binnenstrukturen, irreguläre Außenkontur, Größe >40mm, exophytisches Wachstum, Hyperperfusion
	Fibrovaskulärer Polyp	3 (Submukosa)	Polypoid
	Spontanes Ösophagushämatom	3 (Submukosa)	Echoarm mit diskreten, echogenen Binnenreflexen
	Wandabszess	3 (Submukosa)	Evtl. Gaseinschlüsse

Tabelle 3: Endosonographische Hinweise zur Artdiagnose submucöser Tumoren. Aus: Dietrich 2008.

Die Unterscheidung zwischen einer benignen und einer malignen neoplastischen Läsion ist definitiv nur mittels histologischer oder immunhisto- beziehungsweise zytochemischer Aufarbeitung eines repräsentativen Gewebestückes möglich. Gutartige Tumoren, Malignome und nichtneoplastische Läsionen, wie zum Beispiel Inflammationen, können nicht sicher endosonographisch unterschieden werden (Fockens 1994, Wiech et al. 2005). Dennoch wurden von einigen Autoren EUS-Kriterien für die Einschätzung der Malignität erarbeitet, da die meisten Tumoren sehr langsam wachsen und meist jahrelang keine Beschwerden machen. Tabelle 4 gibt einen Überblick für verschiedene Tumortypen. Alle GISTs sind potentiell maligne. Eine Einschätzung zur Risikokategorie bei diesen Tumoren erfolgt bei vorhandener Histologie meist nach den NIH Konsensus Kriterien, erarbeitet von Fletcher et al. (Fletcher et al. 2002), über makroskopische (längster Durchmesser der Tumorgröße) und mikroskopische (Mitosezahl pro 50 HPF) morphologische Kriterien. Diese werden im Unterabschnitt „Gastrointestinale Stromatumoren" dieses Abschnitts dargestellt.

Referenz	Tumortyp	EUS-Kriterien für Malignität oder Borderline
Andro et al. 2002	GISTs	Größe >5cm und zumindest eins der zwei zusätzlichen Kriterien: Irreguläre Begrenzung, zystische Anteile
Nickl et al. 2002	Echoarme SMTs	Eins oder mehr der folgenden Kriterien: Größe >3cm, irreguläre Begrenzung, abnorme regionale Lymphknoten, keine zystischen Anteile, keine echogenen Foci, Form nicht oval oder rund, Ulkus
Brand et al. 2002	Alle SMTs	Zwei oder mehr der folgenden Kriterien oder eines dieser und ein klinisches Symptom (Schmerzen, Dysphagie, Gewichtsverlust, Blutungen): Größe >3cm, irreguläre Begrenzung, gemischt-echoisch
Rötsch et al. 2002	Alle SMTs	Zwei oder mehr der folgenden Kriterien: Größe >3cm, irreguläre Begrenzung, abnorme regionale Lymphknoten, gemischt-echoisch
Palazzo et al. 2000	GISTs	Zwei oder mehr der folgenden Kriterien: Irreguläre Begrenzung, abnorme regionale Lymphknoten, zystische Anteile
Chak et al. 1997	GISTs	Zwei oder mehr der folgenden Kriterien: Größe >4cm, irreguläre Begrenzung, zystische Anteile >4mm, echogene Foci >3mm

Tabelle 4: EUS-Kriterien für Malignität oder Borderline verschiedener submucöser Tumortypen gelistet nach Referenz. Aus: Ponsaing et al. 2007.

2.2.2. Benigne submucöse Tumoren

In den folgenden Unterabschnitten werden nach einer kurzen Einleitung die histopathologischen Merkmale häufiger benigner submucöser Läsionen dargestellt. Die EUS-Merkmale der einzelnen Läsionen finden sich im Abschnitt 2.2.1.4. in Tabelle 3.

2.2.2.1. Leiomyome

Leiomyome sind die häufigsten mesenchymalen Tumoren des Ösophagus (Miettinen et Lasota 2001), während hingegen GISTs die häufigsten des restlichen GIT sind (Lau et al. 2004). Leiomyome finden sich im Ösophagus, im Kolon und Rektum, jedoch sehr selten im Magen und im Dünndarm (Miettinen et Lasota 2001). In die engere Differentialdiagnose kommen

Leiomyosarkome und, im Ösophagus, Karzinome (Hatch et al. 2000).

Leiomyome sind ohne malignes Potential und entstehen in der Muscularis mucosae oder in der Muscularis propria.

Makroskopisch zeigen diese Tumoren eine blasse, straffe, gummiartige oder quirlige Erscheinungsform (Gill et al. 2001). Mikroskopisch findet sich eine farblose Spindelzellpopulation, welche in Faszikeln und mit Windungen zusammengefasst ist. Mitosen zeigen sich selten oder fehlen ganz. Nekrosen fehlen normalerweise völlig (Odze et al. 2003).

Unterscheidung zu anderen Tumoren wird meist immunhistochemisch geführt, da Leiomyome gänzlich positiv sind für Desmin und Aktin des glatten Muskels, jedoch negativ für die GIST-Parameter CD34 und CD117 (Miettinen et Lasota 2001). Aufgrund der unwahrscheinlichen malignen Weiterentwicklung stellen Leiomyome in den meisten Fällen keine Vorstufe von Leiomyosarkomen dar (Davis et al. 2000, Lee 1983, Hatch et al. 2000).

2.2.2.2. Schwannome

Schwannome sind Tumoren neuralen Ursprungs und hauptsächlich im proximalen Teil des Magens lokalisiert. Bezüglich ihres Auftretens ist das Verhältnis zum GIST 1:50-100 (Miettinen et Lasota 2001).

Makroskopisch zeigen sie eine graue Farbe (Inagawa et al. 2001). Mikroskopisch werden Spindelzellen mit undeutlicher nuklearer Palisaden-Anhäufung gesichtet. Es finden sich häufig gesprenkelte Lymphozyten und ein noduläres, lymphoides Bündchen (Miettinen et Lasota 2001, Miettinen et al. 2000, Inagawa et al. 2001).

Immunhistochemisch sind Schwannome für das S100-Protein und für Vimentin positiv (Miettinen et al. 2000, Inagawa et al. 2001). Diese Tumoren ähneln klinisch und morphologisch GISTs, zeigen aber keine Kit-Expression (Miettinen et al. 2000, Inagawa et al. 2001).

2.2.2.3. Granularzelltumoren (Abrikossof-Tumoren)

Granularzelltumoren sind mit einer Dicke von weniger als 1 cm in 95% der Fälle klein und typischerweise im distalen Teil des Ösophagus mit einer gelblichen Erscheinungsform lokalisiert (Landi et Palazzo 2009). Sie sind ebenfalls neuronalen Ursprungs (entstehen aus Schwann-Zellen) und involvieren häufig periphere Nerven in der Mukosa oder im Bindegewebe (Palazzo et al. 1997).

Granularzelltumoren zeigen sich in 80-90% der Fälle einzeln (Nakachi et al. 2000, Odze et al. 2003). Mikroskopisch infiltrieren diese Tumoren angrenzendes Gewebe und die darauf liegende Mukosa zeigt häufig eine pseudokarzinomatöse Hyperplasie (Nakachi et al. 2000). Des Weiteren erscheinen sie meistens als Platten von Histiozyten-ähnlichen Zellen mit einem übergroßen, eosinophilen, Periodsäure-Schiff-Reaktion-positiven Zytoplasma, welches lysosomale Granula und kleine, vesikuläre Nuclei enthält (Odze et al. 2003). Immunhistochemisch sind diese Tumoren S100-Protein- und neuronenspezifische Enolase-positiv, was auf ihren neuronalen Ursprung hindeutet (Day et al. 2003, Odze et al. 2003, Miettinen et Lasota 2001, Nakachi et al. 2000). Eine maligne Entartung ist selten und geschieht ausnahmslos in der Bildung von Metastasen (Odze et al. 2003). Die Konsistenz von Granularzelltumoren erschwert die Biopsie (Palazzo et al. 1997). Findet eine Biopsie zu superfiziell statt, kann aufgrund der pseudokarzinomatös hyperplasierten Mukosa eine Verwechslung mit Plattenepithelkarzinomen stattfinden (Nakachi et al. 2000).

2.2.2.4. Inflammatorische, fibroide Polypen

Entzündliche, fibroide Polypen können prinzipiell im gesamten Gastrointestinaltrakt vorkommen, wobei jedoch der Magen, im Speziellen das Magenantrum, die bevorzugte Lokalisation darstellt (Gupta 2001). Die zweithäufigste Lokalisation ist der Dünndarm, wo sich der Tumor nicht selten als Ursache einer Invagination herausstellt (Shih et al. 1997). Die Patienten sind bei der Diagnosestellung durchschnittlich 60 bis 64 Jahre alt (Kolodziejczyk et al. 1993, Stolte et Finkenzeller 1990). Die Tumoren zeigen meist eine unspezifische, für submucöse Tumoren typische (siehe Beschreibung oben), Symptomatik (Gupta 2001).
Makroskopisch sind die Tumoren in der Regel zwischen 1 und 5 Zentimeter groß, sessil oder gestielt und zeigen oft eine erodierte oder ulzerierte Oberfläche (Gupta 2001). Histologisch wird der Aufbau der Läsionen charakterisiert durch teils gefäßreiches, faserarmes Bindegewebe, teils durch zellreiche Herde mit entzündlicher Infiltration, wobei insbesondere das Vorkommen von eosinophilen Granulozyten für die Diagnose wegweisend ist. Das fibroblastoide Stroma wird gebildet von polygonalen oder spindeligen Zellen in einem feinen kollagenen Fasernetz, wobei nicht selten perivaskulär verdichtete, konzentrische Formationen beschrieben werden. Die oft submucös gelegene Läsion kann sowohl von intakter als auch von erodierter Schleimhaut überzogen sein (Gupta 2001). Immunhistochemisch findet sich typischerweise eine Positivität für

Vimentin und CD 34, häufig auch für Actin und Desmin sowie für KP1 und Ulex-europaeus-Antigen, gelegentlich wird auch ein Nachweis des S-100-Proteins berichtet (Hasegawa et al. 1997, Kim et al. 2000, Kolodziejczyk et al. 1993, van de Rijin et al. 1994, Wille et Borchard 1998). In Einzelfällen war auch eine Positivität für Faktor VIII und den Endothelmarker CD 31, nicht nur für den Bereich der Kapillarproliferate, sondern auch in den Stromazellen, nachweisbar (Gupta 2001).

2.2.2.5. Heterotopes Pankreasgewebe

Heterotopes Pankreasgewebe ist die zweit häufigste, submucöse Läsion im Magen und unterscheidet sich in Bezug auf klinische Herangehensweise und Prognose von mesenchymalen Tumoren (Landi et Palazzo 2009). Es liegt zumeist innerhalb von 3-4 cm an beiden Seiten des Pylorus, tritt jedoch auch in Meckel-Divertikeln und selten im Dünndarm auf. Heterotopes Pankreasgewebe ist nicht neoplastisches (Wiech et al. 2005), kongenitales Tumorgewebe, welches als übriggebliebener Rest des Hauptpankreasgewebes nach der Darmdrehung gesehen wird (Chak 2002, Day et al. 2003, Nickels et Laasonen 1970).
Ein charakteristisches Merkmal dieses Gewebes ist das Vorhandensein einer Öffnung, sichtbar als ein Grübchen an der Oberfläche (Day et al. 2003, Sloots et al. 1999), aus welcher auf Druck Flüssigkeit austritt (Nickels et Laasonen 1970).
Endosonographisch zeigen sich GEP-NETs ebenfalls hypoechoisch und irregulär begrenzt (Fockens 1994). Größeres Gewebe ist möglicherweise schwer von GISTs oder Leiomyomen zu unterscheiden (Landi et Palazzo 2009).
Makroskopisch zeigt sich die Oberfläche von heterotopem Pankreasgewebe typischerweise dunkelgelb bis hellbraun (Wiech et al. 2005). Wenn die aufliegende Mukosa intakt ist, erscheint es glattbewandet und gut umschrieben (Nickels et Laasonen 1970). Mikroskopisch und immunhistochemisch zeigt dieses Gewebe alle Eigenschaften des normalen Pankreasgewebes (Day et al. 2003, Nickels et Laasonen 1970, Ikematsu et al. 2003).
Malignität in heterotopem Pankreasgewebe ist selten (Day et al. 2003, Ikematsu et al. 2003, Sun et Wasserman 2004, Yamashita et al. 1999). Beim Bestehen einer Schleimretention kann die Unterscheidung zu einer Magenduplikation oder einem muzinösen Karzinom schwierig sein (Ikematsu et al. 2003). Wenn Acini und Ductus fehlen, kann es mit einem Adenomyom verwechselt werden (Wiech et al. 2005).

2.2.2.6. Lipome

Lipome können im gesamten GIT entstehen, zeigen sich aber am häufigsten im Kolon. Sie sind solitär und langsam wachsende, gutartige Tumoren, mit Ursprung in der Submukosa und vorstoßend ins Lumen (Day et al. 2003, Moues et al. 2002, Miettinen et al. 2000). Lipome sind generell weich, eindrückbar und haben eine gelbliche Farbe (Landi et Palazzo 2009). In der CT findet sich eine gut umschriebene, submucöse Läsion mit der gleichmäßigen Strahlenabschwächung des Fettgewebes und gelegentlich einer fibrösen Kapsel (Moues et al. 2002). Röntgenologische Kriterien sind wechselnde Größe und Form während des Untersuchungsganges, was deren weiche Konsistenz widerspiegelt (Fernandez et al. 1983). Endoskopisch kommen differentialdiagnostisch Leiomyome, Neurofibrome, adenomatöse Polypen und villöse Adenome in Frage. Die Differentialdiagnose basiert auf Konsistenz, polypoiden Eigenschaften und Oberflächenmerkmalen der verschiedenen Tumoren (Fernandez et al. 1983).

Makroskopisch zeigen sich Lipome mit gelblich homogener, lobulierter Oberfläche, welche den Eindruck von Fettgewebe macht (Wiech et al. 2005, Fernandez et al. 1983). Mikroskopisch zeigt sich Fettgewebe umgeben von einer fibrösen Kapsel (Day et al. 2003, Miettinen et al. 2000). Sie entspringen hauptsächlich dem submucösen Fett, selten dem subserösen Fettgewebe (Fernandez et al. 1983, Agha et al. 1985). Obwohl Fettzellen immunhistochemisch Protein-S100-positiv sind und CD34-positive Spindelzellen gesehen werden können, spielt die Immunhistochemie aufgrund der typischen Erscheinungsform nur eine untergeordnete Rolle (Fletcher et al. 2002). Weder Lipome noch die Lipomatose haben ein malignes Potential. Liposarkome sind extrem selten (Day et al. 2003).

2.2.2.7. Hämangiome

Multiple Hämangiome können, wie im Rahmen des Blue-Rubber-Bleb-Naevus-Syndroms (auch Blaues Gummiblasen-Syndrom oder Bean-Syndrom gennant), welches hauptsächlich die Haut und den GIT betrifft, multipel auftreten (Dobru et al. 2004). Als Diagnostik nach der Endoskopie erfolgen hauptsächlich die Doppler-EUS und CT-Angiographie (Horton et Fishman 2003), wobei auch der Technetium 99m-Erythrozyten-Scan zum Entdecken von Hämangiomen oder transienten sowie leichten Blutungen eingesetzt werden kann (Chan et Lai 2006). Blutungen sind die häufigsten Komplikationen von Hämangiomen (Day et al. 2003). In die Differentialdiagnose fallen ösophageale oder gastrische Varizen (Fockens 1994).

Hämangiome werden in drei Arten subklassifiziert: kapillär, kavernös oder gemischt, wobei die erste die häufigste Form ist. Sie zeigt sich in kleinen Tumoren, im Gegensatz zum kavernösen Typ, der in langen Segmenten erscheint und alle Schichten des Ileum involvieren kann (Day et al. 2003). Hämangiome repräsentieren entweder echte Neoplasien oder Hamartome (Rubin 2001). Mikroskopisch zeigen sich Platten von Spindelzellen mit eingestreuten Haufen von Erythrozyten (Miettinen et al. 2000). Immunhistochemisch sind Hämangiome positiv für CD31, CD34 und Faktor VIII (Frisman 2007, Miettinen et al. 2000).

2.2.2.8. Lymphangiome

Lymphangiome sind selten und vermutlich harmatomatöse Anomalien, die solitär, am häufigsten im Duodenum, auftreten. Endoskopisch zeigen sich gelbe bis dunkelgelbe Läsionen, die gelegentlich Satelliten aufweisen. Bei einer Biopsie zeigt sich typischerweise ein Ausfluss einer gelblichen, chylösen Flüssigkeit (Day et al. 2003).

Histologisch weist das Vorhandensein von Lymphozyten die Unterscheidung zum Hämangiom (Day et al. 2003). Immunhistochemisch sind Lymphangiome Faktor VIII und D2-40-positiv, wobei der zuletzt genannte, spezifischere Faktor wiederum die Unterscheidung zum Hämangiom erlaubt (Frisman 2007).

2.2.3. Maligne, submucöse Tumoren

In den folgenden Unterabschnitten werden nach einer kurzen Einleitung die histopathologischen Merkmale häufiger, maligner, submucöser Läsionen dargestellt. Die EUS-Merkmale der einzelnen Läsionen finden sich in Abschnitt 2.2.1.4. in Tabelle 3.

2.2.3.1 Gastroenteropankreatische, neuroendokrine Tumoren

Gastroenteropankreatische, neuroendokrine Tumoren (GEP-NETs) finden sich im Magen (3%) und im Duodenum (17%), jedoch hauptsächlich im Rektum (43%) (Landi et Palazzo 2009). Sie erscheinen in der EUS meist als kleine (meistens kleiner als 2cm im Durchmesser), hypoechoische, gut-umschriebene, homogene Läsionen in der Mukosa oder Submukosa. Sie können je nach

Stadium ein benignes bis hoch malignes Verhalten zeigen, wobei Tumoren höheren Stadiums über das Durchbrechen durch die Muscularis propria lymphogene und dann hämatogene Metastasen setzen können, die sich häufig größer als der Primärtumor zeigen (Heitz et al. 2004). Gut differenzierte (maligne) GEP-NETs werden auch als Karzinoide bezeichnet. GEP-NETs werden je nach einer aktiven Hormonproduktion in „funktionelle" und „nicht-funktionelle", neuroendokrine Tumoren unterschieden.

Als entscheidende Kriterien für die Beurteilung der Dignität gelten der Durchmesser, die Funktion, eine mögliche Gewebsinvasion und der Proliferationsindex. Als weitere Kriterien gelten die Lokalisation, der Typ (histologisch und mögliche Hormonproduktion) sowie der Differenzierungsgrad (Heitz et al. 2004, Hemminki et Li 2001). Bei einem Karzinoid, welches einen geringeren Durchmesser als 1 cm besitzt, ist Malignität unwahrscheinlich (Yoshikane et al. 1995).

Als klinische Symptome finden sich neben den oben beschriebenen, unspezifischen Bauchbeschwerden bei funktionellen GEP-NETs (bei bis zu 4% der Patienten [Mann 1994]) Zeichen eines so genannten „klassischen Karzinoidsyndroms" mit anfallartigem, kurzzeitigem hellrotem Flush (Verfärbung von Gesicht und oberem Körperstamm) (94%), Diarrhoe (78%), abdominellen Schmerzen (Krämpfe 51%), asthmaähnlichen Beschwerden und peripheren Ödemen (je 19%) (Creutzfeldt 1996).

Makroskopisch erscheinen sie als flache, leicht eingedrückte Plaques oder polypoid (Matsui et al. 1993). Sie nehmen nach Formalin-Fixierung eine charakteristische, gelbe Farbe an. GEP-NETs weisen keine Ulzerationen auf und in dem Fall von Lymphknoten-Metastasen ist der Primärtumor gewöhnlich größer als 2 cm im Durchmesser (Caldarola et al. 1964, Koura et al. 1997). Mikroskopisch zeigen sich kleine, uniforme Zellen, die das umgebende Gewebe band- oder girlandenförmig invadieren. Karzinoid-Zellen sind zeitweise vergesellschaftet mit Krypten-Zell-Nestern (Maruyama et al. 1988, Naunheim et al. 1983) und/oder tragen schleimproduzierende Komponenten (Arai et Kino 1994). Immunhistochemisch zeigen sie sich lückenlos argyrophil, jedoch nicht argentaffin (Federspiel et al. 1990, Shimoda et al. 1984, Yoshida et al. 1981). Es lassen sich die panendokrinen Marker NSE, Chromogranin und Synaptophysin, häufig die Peptidhormone Somatostatin, Glukagon und Substanz P und zeitweise die Peptidhormone Gastrin/Cholecystokinin, Calcitonin, pankreatisches Polypeptid und Motilin (Shimoda et al. 1984, Grönstad et al. 1992, O'Briain et al. 1982, Ratzenhofer et al. 1981, Wilander et al. 1983, Wilander et al. 1977) anfärben. In rektalen GEP-NETs lässt sich zusätzlich häufig das carcinoembryonale Antigen (CEA) nachweisen (Federspiel et al. 1990).

2.2.3.2. Leiomyosarkome

Leiomyosarkome werden hauptsächlich im Dünndarm gefunden (Gourtsoyiannis et Mako 1997), wo sie mehr als 10% der malignen Läsionen darstellen (Lee 1983). Sie werden häufig in hoch malignem, entartetem Zustand vorgefunden (Odze et al. 2003). Eine palpable, abdominelle Masse zeigt sich beinahe in 50% der Fälle von Leiomyosarkomen im Dünndarm (Gourtsoyiannis et Mako 1997).

Sie treten in der Regel solitär auf und erscheinen endoskopisch mit einer vorherrschend exophytischen Komponente (Gourtsoyiannis et al. 2001, Gourtsoyiannis et Mako 1997). Radiologisch können exkavierte Leiomyosarkome mit Lymphomen oder Melanommetastasen verwechselt werden (Gourtsoyiannis et al. 2001). Da Leiomyosarkome im Regelfall einen stärkeren Glukosemetabolismus haben als Leiomyome, können PET oder PET/CT zur Unterscheidung beitragen (Jager et al. 2004, Jadvar et Fischman 1999, Saund et al. 2004).

Makroskopisch zeigen sich Leiomyosarkome vorwiegend exophytisch (Gourtsoyiannis et al. 2001, Gourtsoyiannis et Mako 1997). Im mikroskopischen Bild finden sich typischerweise Nekrosen, zellulärer und nukleärer Pleomorphismus, mitotische Figuren und atypische Mitosen (Wiech et al. 2005, Gourtsoyiannis et al. 2001, Fockens 1994). Zonen von Fibrosen, Hyalinisation und Nekrosen können ebenfalls vorkommen (Wiech et al. 2005). Immunhistochemisch sind diese Tumoren positiv für Desmin und Aktin, aber negativ für CD34 und CD117 (Miettinen et al. 2000).

Die Differentialdiagnose zu Leiomyomen kann sich schwierig gestalten, jedoch besitzen Leiomyosarkome typisch maligne Zeichen wie eine desorganisierte mikroskopische Erscheinung, einen hohen Mitoseindex und das Potential Metastasen zu setzen (Gourtsoyiannis et Mako 1997).

2.2.3.3. Metastasen im Gastrointestinaltrakt

Am häufigsten metastasieren Mammakarzinome, Melanome und Bronchialkarzinome in den GIT (Wiech et al. 2005). Die Häufigkeit von Metastasen im Magen bei metastasiertem Mammakarzinom liegt bei 8% (Choi et al. 1964). Endoskopisch werden im Allgemeinen drei morphologische Auffälligkeiten unterschieden: nichtulzerierte SMTs, SMTs mit Erhebung und Ulzeration an der Spitze (Vulkan-Läsionen) oder multiple Knoten unterschiedlicher Größe mit Spitzenulzerationen (Hsu et al. 1996). Die EUS zeigt sich wertvoll in der Messung der Ausdehnung, in der Schichtzuordnung und in der pathologischen Zuordnung (Hsu et al. 1996).

Mikroskopie und Immunhistochemie zeigen bei Primärtumor und Metastasen eine große

Ähnlichkeit (Choi et al. 1964, Gupta et al. 2004). Die Immunhistochemie kann hilfreich in der Gewebedifferenz der Metastasen sein (Gupta et al. 2004). Als Differentialdiagnose zu Metastasen kommen Primärtumoren des GIT in Frage (Choi et al. 1964, Hsu et al. 1996).

2.2.3.4. Gastrointestinale Stromatumoren

Gastrointestinale Stromatumoren (GIST) sind die häufigsten mesenchymalen (nichtepithelialen) Tumoren des GIT (Yokoi et al. 2005, Nilsson et al. 2005, Hirota et al. 1998). Sie gehören zu den Weichteilsarkomen und haben deshalb ein malignes Potential. Da die Entität der GISTs unter den SMTs erst seit 1998 existiert, liegen noch keine genauen Daten zu Prävalenz und Inzidenz der Erkrankung vor. Aufgrund der Ähnlichkeit mit Neoplasien der glatten Muskulatur wurden in der Vergangenheit ein Großteil der GISTs als Leiomyome oder Leiomyosarkome diagnostiziert (Wrba 2009).

Da jedoch zirka 41% der im gesamten GIT gefundenen SMTs GISTs sind (Polkowski et Butruk 2005, Polkowski 2005), ist von einer Inzidenz von 1 bis 2 Fällen pro 100 000 Einwohner pro Jahr auszugehen (Reichardt et Hohenberger 2006, Nilsson et al. 2005, Tryggvason et al. 2005, Miettinen et Lasota 2001, Tran et al. 2005). In Deutschland wird die Zahl der Neuerkrankungen auf 1500 pro Jahr geschätzt (Reichardt et al. 2004, Hohenberger et al. 2003). Daraus ergibt sich eine geschätzte Zahl von zirka 10.000 GIST-Patienten in Deutschland (Reichardt et Hohenberger 2006).

Die GIST-Primärlokalisation findet sich bis zu 5% im Ösophagus, 50-60% im Magen, 20-30% im Dünndarm, 5-15% im Dickdarm, bis zu 9% im Omentum beziehungsweise im Mesenterium und bis zu 3% im Retroperitoneum. Etwa 10% der GIST-Patienten entwickeln im Laufe ihres Lebens ein zweites Malignom (Reichardt et Hohenberger 2006).

Die Zellen der GISTs sind mit den Cajal-Zellen verwandt, von deren Stammzellen diese Tumoren ihren Ausgang nehmen. Die Cajal-Zellen, Bestandteil des autonomen Nervenzellsystems des GIT, übernehmen möglicherweise eine Schrittmacherfunktion für die Motorik des Darms (Wrba 2009). Diese Zellen weisen, analog zum Großteil der GISTs, ebenfalls eine positive Reaktivität mit Antikörpern gegen CD117 auf (Kindblom et al. 1998). Ein wesentlicher pathogenetischer Faktor in der Entwicklung zu einem GIST ist eine permanente Tyrosinkinaseaktivierung durch Mutationen im Kit- (bei mehr als 90% der Patienten, Hirota et al. 1998) oder PDGFRα-Gen (bei weniger als 5% der Patienten, Fletcher et al. 2002).

GISTs treten meist solitär, nur gelegentlich disseminiert oder multipel, das Mesenterium oder den Magen betreffend, auf. Makroskopisch zeigen sich GISTs meist als scharf umschriebene

Tumorknoten, welche hauptsächlich in der Muscularis propria oder Submukosa wachsen. Mit zunehmender Größe können sich an der Kuppe der Vorwölbung ins Lumen Ulzerationen entwickeln (Wrba 2009). Histologisch werden spindelzellige (70%), epitheloidzellige (20%) und gemischtzellige (10%) Typen unterschieden, wobei letztere spindelzellige wie auch epitheloidzellige Anteile besitzen (Fletcher et al. 2002). Die epitheloidzellige Variante kommt als typischer GIST des Magens vor. Da die mitotische Aktivität von GISTs generell gering ist, beruht die morphologische Einschätzung der Tumorproliferation auf der Auszählung der Mitosen auf 50 High Power Field (HPF) (Wrba 2009). Die Anzahl der Mitosen pro 50 HPF gibt als histologischer Parameter Aufschluss über die biologische Wertigkeit und das Progressionsrisiko des Tumors und bildet zusammen mit der Tumorgröße die Basis für die Dignitätseinschätzung von GISTs. Weltweit am akzeptiertesten ist die Risikoklassifikation nach Fletcher et al. (Fletcher et al. 2002), welche als NIH-Konsensusklassifikation ihre Anwendung findet, und beide Größen beinhaltet (siehe Tabelle 5).

Risikokategorie	Tumorgröße (längster Durchmesser)	Mitosezahl pro 50 HPF
Sehr gering	< 2cm	< 5
Gering	2-5 cm	< 5
Mäßig	< 5 cm	6-10
	5-10 cm	< 5
Hoch	> 5cm	> 5
	> 10 cm	Jede Mitosezahl
	Jede Größe	> 10

Tabelle 5: Klassifikation des Risikos von GISTs auf Malignität nach Fletcher et al. 2002 (NIH Konsensus-Klassifikation). Aus: Wrba 2009.

Das Risikopotential auf Malignität ist mit einer Breite von sehr gering bis hochgradig unterschiedlich. Daher müssen GISTs prinzipiell als nicht gutartige Neoplasien angesehen werden (Wrba 2009). GISTs können potentiell metastasieren, auch wenn sie nach den Dignitätskriterien benigne erscheinen (Miettinen et al. 2002, Fletcher et al. 2002). Immunhistochemisch lässt sich bei 90-95% aller GISTs eine positive Reaktivität mit Antikörpern (AK) gegen CD117 (c-Kit, Stammzellfaktor-Rezeptor, Hirota et al. 1998) oder bei weniger als 5% der GISTs gegen PDGFRα (Fletcher et al. 2002) nachweisen. Die Mutationen in den zu Grunde liegenden Genen führen zu einer Liganden-unabhängigen Aktivierung der Rezeptor-Tyrosinkinase Kit (Hirota et al. 1998). Für die Diagnose eines GIST ist der immunhistochemische Nachweis einer positiven Reaktivität mit

AK gegen CD117 obligat (Wrba 2009). Reaktivitäten von CD117 und PDGFRα schließen sich gegenseitig aus (Wrba 2009). GISTs sind, wie auch andere mesenchymale Tumoren, positiv auf CD34. Die alleinige positive Reaktivität mit AK ist diesbezüglich daher wenig spezifisch. GISTs können auch auf AK gegen Aktin und Desmin sowie das S100-Protein positiv reagieren. Zwei neu publizierte AK, DOG1 (discovered on GIST 1, Liegl et al. 2009) und PKCθ (Protein Kinase C theta, Blay et al. 2004), zeigen eine hohe Reaktionsspezifität mit GISTs, wobei PKCθ auch mit einem kleinen Teil von gleichzeitig untersuchten Schwannomen des Magens positiv reagierte.

2.3. Histologie, Immunzytochemie und Immunhistochemie in der Diagnostik submucöser Tumoren

2.3.1. Histologische Verfahren

Für die histologische Aufarbeitung von Operationspräparaten submucöser Tumoren gibt es keinen allgemeinen Standard, jedoch wird häufig die Hämatoxylin-Eosin(HE)-Färbung verwendet. Der Färbevorgang der im Rahmen der vorliegenden Studie durchgeführt wurde, ist im Abschnitt „Material und Methoden" ausführlich dargelegt.

2.3.2. Allgemeine Immunzytochemie und Immunhistochemie

Die Immunzytochemie (ICC) und die Immunhistochemie (IHC) sind Methoden zur spezifischen Markierung von Proteinen oder Peptiden mittels monoklonaler Antikörper (AK).
Die Begriffe ICC und IHC werden häufig synonym verwendet, wobei sich aus etymologischer Sicht folgende Unterschiede ergeben würden: Mittels ICC werden Proben mit intakten Zellen untersucht, deren extrazelluläre Matrix großteils entfernt wurde. Dies bezieht sich auf Zellen aus Kulturen, Suspensionen, aus Aspiraten oder Punktaten sowie von Abstrichen. Immunhistochemische Proben sind Gewebeteile, wo die Zielzellen neben anderen in einer intakten extrazellulären Matrix eingebettet sind. Dafür kommt bioptisches- sowie chirurgisch-entferntes Material in Frage, wie auch intakte Gewebestrukturen aus Aspiraten oder Abstrichen. Die IHC erlaubt somit zusätzlich die Untersuchung von Strukturen in der extrazellulären Matrix.
Da im Rahmen der Diagnostik submucöser Tumoren vorwiegend Zellproteine dargestellt werden,

wird hier der Begriff ICC verwendet.

Allen Methoden ist gemein, dass Antigene mit Hilfe von AK in situ markiert und visualisiert werden. Sie beruhen auf dem Prinzip der Bindung eines spezifischen AKs an das darzustellende Antigen (AG) und der anschliessenden Sichtbarmachung des gebundenen AKs. Je höher die Affinität der Moleküle ist, desto größer ist die Spezifität der Reaktion. Zur Sichtbarmachung der antigenen Komponenten in Zellen und Gewebeschnitten im mikroskopischen Bild werden die AK mit Fluoreszenzfarbstoffen, Enzymen, partikulärem Material (z.b. Goldpartikel) oder mit radioaktiven Isotopen markiert.

Als Materialien für die ICC und die IHC dienen Formalin-fixierte (in Paraffin-eingebettetes Gewebe, 2 - 5 µm Schnitte), Aceton- oder Paraformaldehyd-fixierte (frisch eingefrorenes Gewebe, 5 - 10 µm Schnitte) und Ethanol-, Methanol- oder Spray-fixierte (Blutausstriche, zytologische Ausstriche, Zytospin-Präparate) Gewebe. Mit Glutaraldehyd- oder Paraformaldehyd-fixiertem Gewebe ist die Immun-Elektronenmikroskopie möglich. Für viele Antigene ist auch eine Färbung auf Papanicolaou-gefärbten Präparaten noch möglich.

Grundsätzlich kommen drei Methoden zur Sichtbarmachung in Frage:

- Direkte oder indirekte Markierung mit einem Fluoreszenzfarbstoff.

- Direkte oder indirekte Markierung mit einem Enzym. Danach erfolgt die Substrat-Chromogenreaktion. Der Einsatz verschiedener Enzyme (z.B. Meerrettich-Peroxidase, alkalische Phosphatase) und Chromogene erlaubt die Darstellung von Antigenen in gut kontrastierenden Farben (meist braun oder rot).

- Indirekte Markierung mit Goldpartikeln oder Ablagerung eines Silberpräzipitates.

Bei den direkten Methoden reagiert zuerst ein enzymmarkierter AK mit dem Gewebsantigen. Danach erfolgt direkt die Substrat-Chromogenreaktion. Da nur eine AK-Inkubation notwendig ist, ist die Methode schnell durchführbar und es gibt kaum unspezifische Reaktionen. Allerdings ist die Methode relativ unempfindlich, da es keine weitere Signalverstärkung gibt. Die Methode wird heute kaum noch angewendet. Bei den indirekten Methoden erfolgt die Substrat-Chromogenreaktion nachdem ein zweiter enzymgekoppelter AK, der gegen das Fc-Fragment des Primär-AK gerichtet ist, aufgetragen wurde. Da mehrere Sekundär-AK pro Primär-AK binden können, sind diese

Verfahren durch die stattfindende Signalverstärkung um ein vielfaches empfindlicher als die direkten Methoden (Lamvik et al. 2001). Eine Kreuzreaktion der Zweit-AK mit endogenen AKs wird durch Vorinkubation mit vorabsorbierenden Antiseren ausgeschaltet. Neben diesen beiden Methoden stehen noch weitere, wie die 3-Schritt-indirekte Methode, das Verfahren der löslichen Enzym-Immunkomplexe und die Avidin-Biotin-Methode, zur Verfügung.

Während der Einsatz der AK-Färbung anfänglich auf Frischmaterial beschränkt war, sind die gegenwärtig industriell produzierten AK paraffingängig und somit in der Routinediagnostik einsetzbar. Ein Problem, das jedoch auftreten kann, ist die Markierung der Zielstrukturen durch Formalin. Formalin, welches am häufigsten zur Gewebefixierung verwendet wird, kann als vernetzendes Fixativ die Proteinstruktur modifizieren. Damit kann es zu Veränderungen (Maskierung) von Epitopen kommen, was die Bindung von Primär-AK erschwert. Durch die Vorbehandlung der Schnittpräparate mit Enzymen oder Hitze wird versucht, maskierte Epitope wieder freizulegen. Dieses Verfahren wird Epitope Retrieval oder auch Antigen Retrieval genannt.

2.3.3. Immunzytochemie in der Diagnostik submucöser Tumoren

Im Allgemeinen kommen in der Diagnostik mittels Immunzytochemie (ICC) und Immunhistochemie (IHC) verschiedene Antigene in Frage. Es werden Zell-spezifische Proteine wie myogene (Aktin, Desmin, Myogenin, MyoD1), epitheliale (Zytokeratin, EMA [epitheliales Membranantigen]), mesenchymale (Vimentin), neurogene (Synaptophysin, NSE [neuronenspezifische Enolase], PGP [p-Glykoprotein], Neurofilamente), melanozytäre (S100 [100% Soluble in ammonium sulfate 100], HMB45 [Human Melanoma Black 45], Melan A), immunphänotypische (CD 34 [Cluster of differentiation 34], CD117, CD45, CD30, ALK1 [Activin-receptor-like kinase 1], CD20, CD3) und tumorspezifische (DOG1 [discovered on GIST 1], PDGFRα [Platelet derived growth factor receptor alpha], CD117, PKCθ [Protein Kinase C theta]) Marker verwendet.

Je nach Ursprungsgewebe und Differenzierung sind die Tumoren durch eine positive Reaktivität mit AK gegen verschiedene Antigene charakterisiert. Bei submucösen Tumoren werden eine muskuläre, eine neurogene und eine sonstige Differenzierung sowie ein undifferenzierter oder inkomplett differenzierter Status unterschieden. Die gängigen AK-Ziele in der Diagnostik gastrointestinaler, mesenchymaler Tumoren mit muskulärer und neuraler Differenzierung sowie mit undifferenziertem oder inkomplett differenziertem Status sind in Tabelle 6 dargestellt.

Differenzierung	Typen/Vorkommen	Reaktivität mit AK
Muskulär (Leiomyome, Leiomyoblastome, Leiomyosarkome)	- Histologische Subtypen: 70% spindelzellig, 30% epitheloid - Vorkommen überwiegend im Ösophagus und in der Lamina muscularis mucosae des unteren GIT	Aktin +, Desmin +, NSE -, PGP -, S100 -, CD117 -, CD34 (+), Vimentin -
Neural (Schwannome, Neurofibrome, Ganglioneurome)	- Fast ausschließlich benigne Formen - Vorkommen überwiegend im Magen, sehr selten im Ösophagus und Darm	Aktin -, Desmin -, NSE +, PGP +, S100 +, CD117 -, CD34 (+), Vimentin +
Undifferenziert oder inkomplett differenziert = gastrointestinaler Stromatumor (GIST)	- Subgruppe: gastrointestinaler autonomer Nerventumor (Plexosarkom) = GANT - Histologische Subtypen: 70% spindelzellig, 20% epitheloid, 10% gemischtzellig - Vorkommen: 60-70% im Magen, 20-25% im Dünndarm, 5% im Kolorektum, <5% im Ösophagus	Aktin (+), Desmin (+), NSE -, PGP -, S100 (+), CD117 +*, CD34 +, Vimentin +, PDGFRα +*

Tabelle 6: Die immunzytochemische Charakterisierung gastrointestinaler, mesenchymaler Tumoren ist dargestellt. (Leicht verändert übernommen aus: Dietrich 2008, Endosonographie: Lehrbuch und Atlas des endoskopischen Ultraschalls.) Bei + und – in Klammer ist eine Reaktivität in Einzelfällen möglich. NSE = neuronenspezifische Enolase, PGP = p-Glykoprotein, S100 = 100% Soluble in ammonium sulfate 100, CD = Cluster of differentiation, PDGFRα = Platelet derived growth factor receptor alpha. *Entweder oder (Reaktivitäten von CD117 und PDGFRα schließen gegeneinander aus [Wrba 2009].

Zu den mesenchymalen Tumoren mit sonstiger Differenzierung zählen Granularzelltumoren (Abrikossof-Tumoren), Glomustumoren, Angiosarkome, Lipome, Liposarkome, maligne, fibröse Histiozytome und undifferenzierte, pleomorphe Sarkome.

Die Marker der einzelnen submucösen Tumoren sind im Kapitel X (Submucöse Tumoren des oberen Gastrointestinaltraktes) dargestellt.

2.4. Die endoskopische Ultrasonographie

Im Folgenden werden die Meilensteine in der Entwicklung der endoskopischen Ultrasonographie (EUS) vorgestellt und die verschiedenen Varianten der Methode erläutert. Anschließend sind die endosonographischen Schichten der Wand des normalen, oberen Gastrointestinums dargestellt. Andere endoskopische und bildgebende Verfahren, die in der Diagnostik SMTs des oberen GITs zur Anwendung kommen (transabdominale Ultrasonographie, Endoskopie, Barium-Breischluck-Röntgen des oberen Gastrointestinums, Computertomographie, Magnetresonanztomographie und Positronen-Emissions-Tomographie) werden nicht erklärt. Ebenfalls wird auf die Kapselendoskopie und auf die Doppelballon-Enteroskopie (Push- and Pull-Enteroskopie) des Dünndarms nicht eingegangen, da diese Verfahren ausschließlich in der Diagnostik SMTs des unteren GITs angewendet werden. Im letzten Abschnitt werden die Vor- und Nachteile der endosonographischen Feinnadelpunktion und Biopsie beschrieben.

Im Jahre 1956 kam es durch John J. Wild und John M. Reid (Hawes et Wiersema 1993) zur ersten Anwendung eines radialen Endosonographiescanners in der medizinischen Diagnostik. Der Radialscanner wurde zur Untersuchung des Rektums eingesetzt. Somit erfolgte der erste Einsatz der EUS nur wenige Jahre nach der Einführung der transabdominalen US durch Howry und Bliss 1952 (Howry et Bliss 1952). Die EUS mit flexiblen Echoendoskopen hat sich in den 1980iger Jahren entwickelt. Die Vorläufer dieser Geräte waren mechanische Radialschallköpfe, die als 5 MHz-Vorsatzsonden von Standard-Gastroskopen ein 360°-Bild der Umgebung entwarfen (Dietrich 2008, Strohm et al. 1980). Anfang der 1990iger Jahre wurde von der Firma Hitachi/Pentax ein Echoendoskop mit elektronischem, longitudinal angeordnetem Konvexschallkopf (FG 32 UA Hitachi/Pentax) serienreif, welcher mit Frequenzen von 5 bis 10 MHz betrieben werden kann (Vilmann et al. 1991). Etwa zeitgleich wurde mit der Entwicklung der longitudinalen EUS nach dem Vorbild der intrakoronaren Sonographie die Minisonden-EUS mit hochfrequenten Sonden von 7,5 bis 30 MHz entworfen (Engström et Wiechel 1990).

Seit den 1980iger Jahren stellt die endoskopische Ultrasonographie (EUS) ein immer wichtiger werdendes Diagnostikum und Therapeutikum in der Gastroenterologie und Pneumologie dar.
Im Bereich der submucösen Tumoren (SMTs) des oberen Gastrointestinaltraktes (GIT) ist die EUS im Vergleich zur transabdominalen US und zur CT die effizienteste Untersuchung in der Unterscheidung einer solchen Läsion zu einer extramuralen Kompression und in der nichtinvasiven Abschätzung der Tumorentität (Hwang et al. 2006, Polkowski 2005 Jul, Polkowski et Butruk 2005

Jan, Nickl 2005, Chak 2002), obgleich auch diese Abschätzung mit einer Sensitivität von 83-86% und Spezifität von 76-80% (Ando et al. 2002, Rösch et al. 2002) im Vergleich zur postoperativen Diagnostik keine definitive Aussage über die Dignität des Tumors zulässt.

Weitere diagnostische Möglichkeiten liegen in der Beurteilung von Lymphknoten, des hepatobiliären Systems, des Pankreas, des Mediastinums und der Lunge.
In den folgenden Teilen dieses Abschnittes wird auf die Geschichte, die technischen Varianten, inklusive bioptischer Möglichkeiten, und auf die Risiken des EUS eingegangen. Des Weiteren wird der gesunde endosonographische Befund der Wandschichten des oberen GIT vorgestellt.
Der pathologische endosonographische Befund submucöser Tumoren ist im Abschnitt „Submucöse Tumoren des oberen Gastrointestinaltraktes" zu finden.

2.4.1. Die radiale, endoskopische Ultrasonographie

Die radiale, endoskopische Ultrasonographie oder kurz die radiale Endosonographie des Rektums, durchgeführt von John J. Wild und John M. Reid im Jahre 1956 (Hawes et Wiersema 1993), war die erste Anwendung der EUS in der medizinischen Diagnostik. Diese wurde damals mit mechanischen, starren Radialschallköpfen durchgeführt. Mit der Entwicklung der flexiblen EUS in den 1980iger Jahren war es möglich ein 360°-Bild der Umgebung zu projizieren (Dietrich 2008, Strohm et al. 1980). Die daraus hervorgehenden darstellerischen Möglichkeiten sind auch heute noch für die moderne, radiale EUS gültig. Mit der Einführung elektronischer Schallköpfe Anfang der 1990iger Jahre stand zusätzlich die Möglichkeit des Einsatzes der farbkodierten und gepulsten Dopplersonographie zur Verfügung.
Aufgrund des radialen Schallfeldes und der Untersuchungsfrequenzen von 10 bis 12 MHz ergeben sich folgende Anwendungsgebiete der radialen EUS:

- (Früh)erkennung und Staging gastrointestinaler Karzinome und Lymphome,
- Diagnostik des szirrhösen Magenkarzinoms,
- (Früh)erkennung und Staging submucöser Prozesse und die Differenzierung dieser von extramuralen Kompressionen,
- (Früh)erkennung und Staging von distalen Gallenwegs- und Pankreastumoren
- Diagnostik einer Cholangiolithiasis,
- Lymphknotenstaging des Bronchialkarzinoms.

Durch den 360°-Blick um die Gerätespitze ist die radiale EUS für invasiv diagnostische Interventionen nicht geeignet, da der Punktionsvorgang nicht im Schallfenster sichtbar wäre.

2.4.2. Die longitudinale, endoskopische Ultrasonographie

Anfang der 1990iger Jahre wurde ein Echoendoskop mit einem elektronischen, longitudinal angeordneten Konvexschallkopf, welcher mit Frequenzen von 5 bis 10 MHz arbeitete (FG 32 UA Hitachi/Pentax), serienreif (Vilmann et al. 1991). Die Frequenzen der modernen Echoendoskope betragen mittlerweile 10 bis 12 MHz (Dietrich 2008). Longitudinale Endosonographiegeräte erlauben meistens einen 120°-Blick und ermöglichen so das beobachten einer Intervention (z.B. Punktion) im Schallfenster. Aufgrund der Möglichkeit von invasiv-diagnostischen Eingriffen ergeben sich folgende Anwendungsgebiete für die longitudinale EUS:

- Dignitätsklärung von Pankreastumoren,
- Dignitätsklärung von Tumoren der linken Nebenniere,
- Dignitätsklärung submucöser Tumoren,
- Dignitätsklärung vergrößerter, mediastinaler und abdomineller Lymphknoten,
- Therapie von Pankreaspseudozysten beziehungsweise postentzündlichen Pankreasnekrosen.

In der Regel geht dem Untersuchungsgang der longitudinalen EUS, welche für interventionelle Eingriffe geeignet ist, eine radiale EUS voraus.

2.4.3. Die Minisonden-endoskopische Ultrasonographie

Die Minisonden-EUS wurde Anfang der 1990iger Jahre etwa zeitgleich mit der longitudinalen EUS ausgehend von der intrakoronaren Sonographie entwickelt. Sie arbeitet mit einer hohen Schallfrequenz von 7,5 bis 20 MHz (Engström et Wiechel 1990). Diese Sonden können während einer Endoskopie durch den Arbeitskanal des Standardendoskopes eingeführt werden, somit ist kein Gerätewechsel notwendig. Die meisten Minisonden erzeugen analog zur radialen EUS ein 360°-Radialbild. Aufgrund der hohen Frequenzen, bei neueren Geräten 15 bis 25 MHz, wird eine hohe Bildauflösung, jedoch nur eine geringe Eindringtiefe von 2 bis maximal 3 cm erreicht (Dietrich 2008). Diese Eigenschaften spezialisieren die Minisonden-EUS für folgende diagnostische

Untersuchungen:

- Abklärung von Frühkarzinomen des Ösophagus und Magens
- Abklärung von Gallenwegs- und Pankreasgangstenosen

Dieselben physikalischen Eigenschaften schränken jedoch den Einsatz der Minisonde für Prozesse jenseits der Gastrointestinalwand, zum Beispiel Lymphknoten oder Pankreas, ein. Zusätzlich entfällt die Möglichkeit zur endosonographisch gesteuerten Biopsie. Minisonden können jedoch zusätzlich im Rahmen einer Bronchoskopie für den endobronchialen Ultraschall (EUBS) eingesetzt werden, um frühe Tumoren der Bronchialschleimhaut und peribronchiale Lymphknoten darzustellen (Herth et Becker 2000). Des Weiteren ist die Minisonde aufgrund des geringeren Außendurchmessers den Echoendoskopen überlegen, wenn es um die Passage von Tumorstenosen geht. Allerdings kann die lokale Irresektabilität stenosierender Ösophaguskarzinome nicht selten bereits vom oralen Ende unter Verzicht auf die Passage festgestellt werden (Diertrich 2008). Da die Bildqualität der neuen Echoendoskope bei der Untersuchung mit 10 bis 12 MHz im Nahfeld so gut ist, dass in der Beurteilung von frühen Karzinomen keine klinisch relevanten Defizite mehr gegenüber einer 20 MHz-Minisonde bestehen, wird sich in Zukunft eine spezifische Minisonden-Indikation nur mehr für den intraduktalen Ultraschall ergeben (Dietrich 2008).

2.4.4. Die endosonographischen Schichten der Wand des gesunden, oberen Gastrointestinums

Ähnlich der transabdominalen US lassen sich bei der EUS des oberen GIT in der Regel fünf Schichten der Wand des Ösophagus, Magens und Duodenums abgrenzen (siehe auch Tabelle 7 und Abbildung 1). Die stärker echogene, lumennahe (innere) Schicht stellt ein physikalisch bedingtes Eintrittsecho den Übergang vom Lumen in die Mukosa dar. Die schwächer echogene, innere Schicht ist die Mukosa, die stärker echogene, mittlere Schicht die Submukosa, die schwächer echogene, äußere Schicht die Muscularis propria und die stärker echogene, lumenferne (äußere) Schicht zeigt wiederum ein physikalisch bedingtes Austrittsecho von der Serosa in die Darmwandumgebung.

Schicht	Sonomorphologie der GIT-Wand	Interpretation
Nummer 1	Stärker echogene, innere Schicht	Physikalisch bedingtes Eintrittsecho (Übergang Lumen/Mukosa)
Nummer 2	Schwächer echogene, innere Schicht	Mukosa
Nummer 3	Stärker echogene, mittlere Schicht	Submukosa
Nummer 4	Schwächer echogene, äußere Schicht	Muscularis propria
Nummer 5	Stärker echogene, äußere Schicht	Physikalisch bedingtes Austrittsecho (Serosa/Wandumgebung)

Tabelle 7: Morphologie der Wandschichten des oberen Gastrointestinaltraktes, dargestellt mit endoskopischer Ultrasonographie (EUS). Leicht verändert übernommen aus Dietrich CF, Endosonographie: Lehrbuch und Atlas des endoskopischen Ultraschalls (Dietrich 2008).

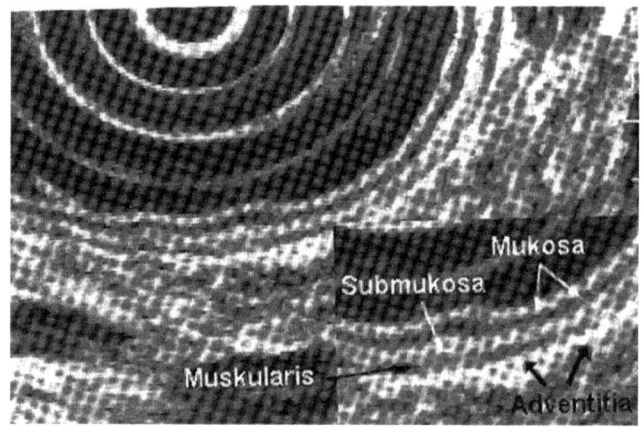

Abbildung 1: Die Wandschichten des oberen Gastrointestinaltraktes, wie sie sich in der endoskopischen Ultrasonographie zeigen. Aus: Classen et al., „Grundlagen der gastroenterologischen Diagnostik", Schattauer Verlag, Stuttgart, New York, 1993, S. 228

Diese Beschreibung kann jedoch nur orientierend gesehen werden, da die akustischen Impedanzsprünge im Sinne von akustischen Grenzflächen aus physikalischen Gründen nicht direkt mit dem histologischen Aufbau der Wandschichten korrelieren (Dietrich 2008). Ödeme, zelluläre Infiltrationen, narbige Veränderungen, Einblutungen oder raumfordernde Prozesse können zu einer sonographisch feststellbaren Wandverdickung beitragen. Bei destruierenden Prozessen ist die typische Schichtung aufgehoben. Auf den endosonographischen Befund der einzelnen, submucösen Tumoren wird im Abschnitt „Submucöse Tumoren des oberen Gastrointestinaltraktes" eingegangen. Die endosonographisch messbare Dicke der Wand variiert durch die physiologische Peristaltik, zum Beispiel kann ein kontrahiertes Segment eine verdickte Wand vortäuschen. In der Literatur sind Anhaltswerte für gesunde Wandstärken angegeben, deren Absolutwerte und Variationsbreite jedoch erheblich schwanken. Als Ursache dafür kommen unterschiedliche Untersuchungstechniken (z.b. mit und ohne Applikationsdruck), apparative Einflussgrößen (Frequenz, Messgenauigkeit) und eine Interobserver-Variabilität in Frage (Dietrich 2008).

2.4.5. Die endosonographische Feinnadelpunktion und Biopsie

Die endosonographische Gewinnung von Material für die zytologische und/oder histologische Diagnostik durch die endosonographische Feinnadelpunktion (EUS-FNA) und die endosonographische Trucut-Biopsie (EUS-TCB) haben ihre Möglichkeit durch Entwicklung der longitudinalen EUS Anfang der 1990iger Jahre gefunden. Durch die zusätzliche Entnahme von Material wurde erhofft eine Gewebedifferenzierung zu erreichen, die durch das EUS-Bild allein nicht zu erreichen war. Die erste Methode war die EUS-FNA, welche in den 1990iger Jahre ihre Verbreitung fand (Vilmann et al. 1992, Vilmann et al. 1993, Giovannini et al. 1995, Vilmann et al. 1995). Da diese aufgrund der niedrigen Zahl an aspirierten Zellen jedoch meist keine aussagekräftigen, immunhistochemischen Untersuchungen zuließ, wurde Anfang des 21. Jahrhunderts die EUS-TCB für den oberen GIT entwickelt (Mortensen et al. 2001, Wiersema et al. 2002, Levy MJ et al. 2003 Jan). Die endosonographische Biopsie wird auch in der Pneumologie, Thoraxchirurgie, Onkologie, Urologie, Gynäkologie und Endokrinologie für diagnostische Fragestellungen eingesetzt (Pedersen et al. 1995, Pedersen et al. 1996, Vilmann 1996). Der Vorteil dieser liegt, im Vergleich mit radiologischen Methoden mit perkutaner Biopsie, in der unmittelbaren Nähe des Schallkopfes zur Läsion, welche erlaubt, sogar kleinste Raumforderungen ab einer Größe von 5 mm darzustellen und zu bioptieren (Dietrich 2008). Um aus einer entsprechenden Biopsie therapeutische Konzepte entwickeln zu können, ist in erster Linie die Qualität der Materialgewinnung entscheidend. Die diagnostische Ausbeute der EUS-FNA und weniger noch der EUS-TCB in der Diagnostik SMTs ist bis zum jetzigen Zeitpunkt nur teilweise systematisch untersucht. Angaben zur Sensitivität und Spezifität sind nur partiell vergleichbar, da diagnostisch unergiebige Biopsien sowie unklare Ergebnisse in einigen Studien aus der Berechnung ausgeschlossen, in anderen dagegen als falsch-negativ beziehungsweise falsch-positiv gewertet wurden (Dietrich 2008). Im Lehrbuch und Atlas des endoskopischen Ultraschalls, herausgegeben von Professor Dr. med. Christoph F. Dietrich (Dietrich 2008), sind zwei Studien (Ando et al. 2002, Vander Noot et al. 2004) angegeben, in denen die Sensitivität der EUS-FNA in der Diagnostik submucöser Läsionen der Wandung des oberen GIT untersucht wurden. Ando et al. erreichten eine Sensitivität von 66,7% in der Untersuchung von 49 Patienten mit gastrointestinalen Stromatumoren des Magens und des Ösophagus. Unter Hinzuziehen des Ki-67-Färbeindex wurde für die Diagnose eines malignen GISTs eine Sensitivität von 100% erreicht. Vander Noot et al. erreichten in der Untersuchung von 62 Patienten mit intra- und extramuralen GIT-Läsionen eine Sensitivität von 89%, unter Einschluss von malignen und auf Malignität suspekten Fällen eine Sensitivität von 96%. Philipper et al. (Philipper et al. 2010) fanden in der Untersuchung von 47 Patienten mit SMTs in der Diagnostik mittels über EUS-FNA ermöglichter Immunzytochemie in der Subgruppe der gastrointestinalen Stromatumoren eine Sensitivität von 58% und eine Spezifität von 8%. In der Diagnostik anderer SMTs war das Verfahren unbrauchbar. Fernández-Esparrach et al. (Fernández-Esparrach et al. 2010) zeigten in der Untersuchung von 40 Patienten mit GIST-verdächtigen Tumoren eine Sensitivität der EUS-FNA von 52% und der EUS-TCB von 55%. Die Ursache der niedrigen Zielsicherheit der bioptischen Methoden ist vielfältig. Es ist eine hohe Erfahrung des Untersuchers in der Gewinnung bioptischen Materials notwenig und es können technische Probleme aufgrund von anatomischen und biologischen Merkmalen (anatomisch ungünstige Lage, Interposition von Gefäßen) auftreten. Des Weiteren ist eine Kontamination des Materials mit Schleimhautepithel, drüsen- oder lymphatischem Gewebe aus dem Punktionskanal möglich, wodurch die Auswertung der Proben signifikant gemindert wird (Dietrich 2008, Meyer et al. 2003). Philliper et al. konnten in 35 von 47 Patienten mittels EUS-FNA Material gewinnen und in dieser Subgruppe war eine Immunzytochemie in 46% der Fälle möglich. Bei Fernández-Esparrach et al. war mittels EUS-FNA in 70% der Fälle eine immunzytochemische und in 74% der Fälle eine immunhistochemische Analyse möglich. Mittels EUS-TCB war in 60% der Fälle eine histologische, in 91% eine immunhistochemische Analyse möglich. Während die EUS-FNA in allen Fällen durchführbar war, konnte hingegen die EUS-TCB bei 16 von 40 Patienten aufgrund von technischen Schwierigkeiten nicht durchgeführt werden. Die fehlende Überlegenheit der EUS-TCB im Vergleich zur EUS-FNA in dieser Studie beruhte auf der verringerten technischen Umsetzbarkeit der zuerst genannten Methode.

2.5. Zielsetzung der Arbeit

Die endoskopische Ultrasonographie (EUS) dient in der Diagnostik submucöser Tumoren (SMTs) als weichenstellende Untersuchung für das weitere operative oder nicht operative Vorgehen und das Anfordern von zusätzlichen, bildgebenden Untersuchungen, da sie der nichtinvasive Goldstandard in der Abgrenzung zu einer extramuralen Kompression und für das Einschätzen der Dignität ist (Hwang et al. 2006, Polkowski 2005 Jul, Polkowski et Butruk 2005 Jan, Nickl 2005, Chak 2002). Der invasive Goldstandard in der Beurteilung eines SMTs ist die histopathologische Untersuchung des Operationspräparates.

Die Hauptschwerpunkte der vorliegenden Studie sind:

- Der Vergleich der endosonographischen Bildmorphologie zu den histologisch-morphologischen Merkmalen einer submucösen Raumforderung des oberen Gastrointestinaltraktes. Mittels retrospektiver Analyse vorhandener endosonographischer Bildbefunde und histologischer (sowie immunhistochemischer) Daten und über die erneute histologische Färbung der Operationspräparate wurde auf bildmorphologische Dignitätshinweise methodenvergleichend hin untersucht.

- Ein quantitativer und schließender Vergleich der Diagnosen zur Beurteilung der Treffsicherheit der EUS mit Berechnung der Sensitivität und Spezifität der EUS bezüglich Malignität.

Der Sinn des bildmorphologischen Vergleiches der beiden Verfahren, wie auch der Vergleich der endosonographischen Daten zueinander, liegt darin, vorhandene Dignitätskriterien und gegebenenfalls mögliche neue, dignitätsspezifische Merkmale der EUS vorzustellen. Damit sollte ein Beitrag zur Genauigkeit der endosonographischen Verdachtsdiagnose geleistet werden. Die Berechnung der Diagnosegenauigkeit trägt zum Bestimmen des Stellenwertes der EUS in der Diagnostik und Verlaufskontrolle von submucösen Tumoren des oberen Gastrointestinaltraktes bei.

3. Methodik

3.1. Studienpopulation

In einem ersten Schritt wurde retrospektiv, im Zuge einer Fall-Kontroll-Studie, der klinische Verlauf jener Patienten, bei denen zwischen 04.01.2008 und 22.6.2010 im SRH-Zentralklinikum Suhl in Thüringen, Deutschland, endosonographisch der Verdacht auf einen submucösen Tumor (SMT) des oberen Gastrointestinums (GITs) geäußert wurde, beziehungsweise eine Kontrolle bei bestehendem Verdacht durchgeführt wurde, eruiert. Die Zuweisung zu den endosonographischen Ultrasonographien (EUS) erfolgte durch niedergelassene InternistInnen und Krankenhäuser aus Thüringen, die vornehmlich mittels Endoskopie des oberen Intestinums den Verdacht auf eine Raumforderung stellten. Bei 1167 EUS in diesem Zeitraum wurde bei 82 Patienten (47 Frauen, 35 Männer) endosonographisch der Verdacht auf eine submucöse Raumforderung gestellt, beziehungsweise eine Verlaufskontrolle bei endosonographischer Diagnose eines SMTs des oberen GITs im Vorfeld durchgeführt. Das mittlere Alter der Patienten bei der ersten in diesem Untersuchungszeitraum durchgeführten EUS betrug 61,35 (28-87, SD ± 12,09) Jahre. 17 Patienten der Untersuchungsgruppe wurden im Untersuchungszeitraum operiert.

Bei den operierten Patienten wurden das jeweilige operative Krankenhaus und das dazugehörige pathologische Institut ermittelt, um die histologische Diagnose, gestellt durch des jeweilige pathologische Institut, zu erfahren.

In einem zweiten Schritt wurden bei 14 der 17 operierten Patienten die Paraffin-Blöcke mit den Präparaten ausgeborgt und am Institut für Anatomie II der Friedrich-Schiller-Universität Jena geschnitten und erneut HE-gefärbt. Bei einem Patienten war lediglich die Akquise eines vorhanden HE-gefärbten Schnittes möglich. Bei zwei Patienten war das Erlangen des Paraffin-Blockes/der Schnitte aufgrund von Verjährung nicht möglich.

Es wurden Photographien 15 histologischer Präparate operierter Patienten angefertigt.

Aufgrund der Seltenheit der Granularzelltumoren (genaue Frequenz des Auftretens unbekannt, [Osipov et al. 2009]) wurden zur bildlichen Veranschaulichung ein endoskopisch-bioptisch gewonnenes, histologisches Präparat einer nicht operierten Patientin aus dem Beobachtungszeitraum erneut HE-gefärbt und photographiert und ein vorhandenes Bild eines im

Jahre 2000 endosonographierten und mittels endoskopischer Submucosadissektion therapierten, zum damaligen Zeitpunkt 45-jährigen Patienten, welcher nicht dem Beobachtungszeitraum entstammt, hinzugefügt.

Insgesamt standen Photographien histologischer Präparate von 17 Patienten zum Vergleich mit den entsprechenden EUS-Daten und -Bildern zur Verfügung.

3.2. Studiendurchführung

3.2.1 Retrospektive Akquise endosonographischer und histopathologischer Daten

Die endoskopischen Ultrasonographien wurden von Fachärztinnen und Fachärzten für Innere Medizin oder Chirurgie am SRH-Zentralklinikum Suhl durchgeführt. Jede untersuchte Person war entsprechend aufgeklärt. Die EUS erfolgte unter Sedierung mittels Benzodiazepinen in Linksseitenlage. Benutzt wurde meistens ein Pentax®-Radialscanner EG 363 OUR, je nach Tumortyp auch ein Pentax®-Linearscanner EG 383 OUT. Der Untersucher sammelte endosonographische Daten einer möglichen Raumforderung und produzierte mindestens eine EUS-Photographie dieser im entsprechenden Falle. Abbildung 2 zeigt den Arbeitsplatz mit dem Untersucher Professor Dr. med. Thomas Körner.

Bei gegebener OP-Indikation wurde Kontakt zu dem jeweiligen, operativ tätigen Krankenhaus aufgenommen und die zugehörige, pathologische Einheit ermittelt. Die pathohistologische Diagnose wurde erfragt und, falls möglich, wurden die entsprechenden Paraffin-Blöcke beziehungsweise entsprechenden pathohistologischen Schnitte ausgeborgt.

Eine OP-Indikation bei Verdacht auf Malignität wurde subjektiv durch den Untersucher anhand von den in der Einleitung beschriebenen, üblichen Malignitätskriterien gestellt. Als absolute OP-Indikation, unabhängig von der eingeschätzten Dignität, galt eine Tumorgröße von ≥ zwei Zentimetern. Auch Tumoren kleiner zwei Zentimeter wurden als operationswürdig gewertet, falls die Gesamtbeurteilung einen malignen Verdacht ergab.

In der vorliegenden Arbeit wurden, bis auf zwei begründete Ausnahmen, operativ gewonnene Präparate mit den EUS-Daten und der EUS-Bildmorphologie verglichen. Aufgrund der niedrigen Sensitivität und Spezifität der endoskopisch-ultraschall-gesteuerten Feinnadelaspiration (EUS-FNA) und der endoskopisch-ultraschall-gesteuerten Trucut-Biopsie (EUS-TCB) in der Diagnostik submucöser Tumoren wurde auf die Verwendung dieser Methoden verzichtet.

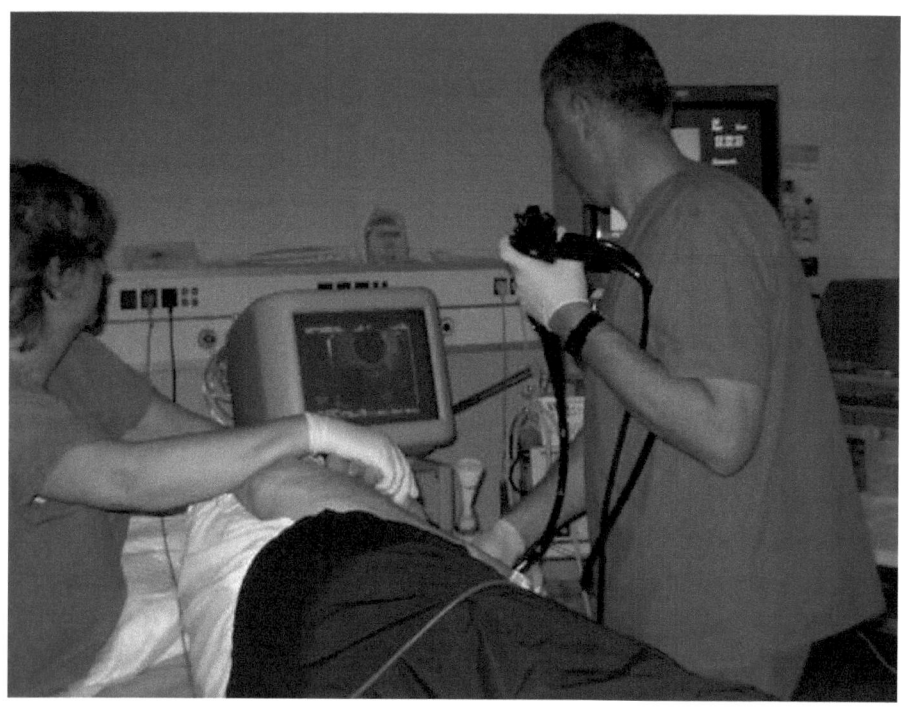

Abbildung 2: Der EUS-Arbeitsplatz mit einem Untersuchungsvorgang ausgeführt durch Professor Dr. med. Thomas Körner im SRH-Zentralklinikum Suhl.

3.2.2. Erneute Färbung und Photographie der histopathologischen Präparate

Es wurden mit Hilfe des Mikrotoms Schnitte mit einer Dicke von 1-2 µm hergestellt, mit Pinzette und Pinsel abgenommen, im 40° C warmen Wasserbad geglättet und gestreckt und anschließend auf einen Objektträger aufgezogen. Die Objektträger wurden im Trockenschrank bei 60° C über 5 Minuten getrocknet. Daran schloss sich die Färbung der Schnitte im Färbeautomaten an. Der Färbeautomat färbte nach Entparaffinieren die Schnitte nach einem vorgegebenen Färbeprogramm an. Zur Verwendung kamen die Hämatoxylin-Eosin(HE)-Färbung unter Verwendung von Hämalaun, Xylol, Äthylalkohol (100 %, 96 % und 70 %), alkoholischem Eosin und Wasser, die Peridoic-acid-Schiffs-Reaktion (PAS) mit Hilfe von 1 % Perjodsäure, Äthylalkohol (100 %, 96 % und 70 %), Hämatoxylin, Schiffsreagenz und Wasser, die Eisenfärbung unter Verwendung 0,1 normaler HCL, Kaliumhexacyanoferrat(II), Kernechtrotlösung, Xylol, Äthylalkohol (100 %, 96 % und 70 %) und Wasser sowie die Faserdarstellung nach Gomori mittels 0,5 % Kaliumpermanganatlösung, Xylol, Äthylalkohol (100 %, 96 % und 70 %), Wasser, 2 % Kaliummetabisulfitlösung, ammoniakalischer AgNO3-Lösung 10 %, 10 % KOH, 0,1 % Goldchloridlösung und 1 % Natriumthiosulfatlösung. Hierbei dienten die Xylollösungen der Deparaffinierung und die Inkubation in der absteigenden Äthylalkoholreihe dem darauffolgenden Rehydrieren der Schnitte. Im Anschluss wurden die Schnitte auf 25 mm x 75 mm großen Standardobjektträgern am Eindeckautomaten unter Verwendung einer harzbeschichteten Folie eingedeckt.

Die den entsprechenden Patienten zugeordneten Schnitte wurden nun am Mikroskop (AH-3 der Firma Olympus) in 4, 10 und 20facher Vergrößerung erneut beurteilt. Die photographische Dokumentation erfolgte mit dem Olympus BX 50 Photomikroskop.

3.3. Datenanalyse

Deskriptiv und schließend wurden die retrospektiven, endosonographischen Daten Größe, Echomuster und Begrenzung im Dignitätsvergleich untersucht. Für metrische Variablen wurde der 2-seitge T-Test, für qualitative Merkmale der Chi-Quadrat-Test verwendet. Signifikanz wurde ab einem P-Wert ≥ 0,05 gewertet. Sensitivität und Spezifität der EUS in Bezug auf die Dignität des Tumors wurden in Prozent angegeben.

Die endosonographischen Bildbefunde wie auch die neu gefärbten, histopathologischen Bilder der operierten Patienten wurden optisch beurteilt und in Bezug zur vorhandenen, histopathologischen Diagnose gestellt. Die in dieser Studie angegeben, histopathologischen Diagnosen beziehen sich auf die durch den Facharzt für Pathologie gestellte Diagnose.

3.4. Ethikkommissionsvotum

Für das Verwenden vorhandener Präparate zum Gewinnung histologischer Bilder und zur anonymisierten Darstellung dieser, liegt das Ethikkommissionsvotum der Universität Jena mit der Protokollnummer 1442-11/04 vor.

4. Ergebnisse

4.1. Patienten und Diagnostik

Es wurden im oben angegebenen Zeitraum 1167 EUS durchgeführt, wobei bei 82 Patienten (47 Frauen und 35 Männer, insgesamt 7,03%) ein bekannter Verdachts-SMT des oberen GIT kontrolliert oder die Verdachtsdiagnose eines neu entdeckten SMT des oberen GIT gestellt wurde. Das mittlere Alter der Patienten bei der ersten in diesem Untersuchungszeitraum durchgeführten EUS betrug 61,35 (28-87, SD ± 12,09) Jahre. Das mediane Patientenalter betrug 63 Jahre. 17 Patienten (9 Frauen, 8 Männer) der Untersuchungsgruppe wurden im Untersuchungszeitraum operiert. Das sind 20,73% der Patienten mit der Verdachtsdiagnose eines SMT über die EUS und 1,46% der gesamten im Untersuchungszeitraum endosonographierten Patienten. Von den 17 operierten Patienten war bei 14 die Akquise des Paraffin-Blockes und bei 1 Patienten des HE-gefärbten Schnittes möglich.

Diagramm 1 gibt einen Überblick über den Fluss von der endosonographischen Diagnosestellung bis hin zur Akquise der histopathologischen Präparate.

```
                                          1167 EUS von
                                          04.01.2008 bis
                                          22.6.2010 im SRH-
                                              ZKS
                    82 SMTs des                                    1085 andere
                   oberen GIT (47 ♀,                               Läsionen und
                   35 ♂, insgesamt                               unauffällige Befunde
                       7,03%)                                     des GIT (92,97%)
  17 operierte      3 Patienten mit    62 nicht
Patienten (9 ♀, 8 ♂,  unklarem Verlauf  operierte
20,73% der SMTs)   (2 ♂, 1♀, 3,66% der  Patienten
                        SMTs)         (37 ♀, 25 ♂,
                                      75,61% der
                                         SMTs)
Akquise von 14
Paraffinblöcken
und 1 Schnitt
möglich (insgesamt
    88,24%)
  Zusätzliche
  Akquise von 1
Paraffinblock und
1 historischen Bild
(Erklärung siehe
     oben)
  Insgesamt 17
pathohistologische
    Präparate
```

Diagramm 1: Es wird der Fluss von den EUS zur Akquise von Operationspräparaten und Schnitten gezeigt.

4.2. Endosonographische Verdachtsdiagnosen und Komplikationen

Bei 1167 EUS fand sich der Verdacht auf 82 submucöse Tumoren des oberen GIT (7,03%), welche in 47 gastrointestinale Stromatumoren (GISTs), 12 Angiomyolipome, 7 Leiomyome, 6 SMTs unklarer Entität, 5 Granularzelltumoren, 3 Lipome, 1 Karzinoid und 1 submucöser Polyp differenziert wurden. Des Weiteren fanden sich 5 extramurale Kompressionen und 6 submucöse Läsionen anderer Genese (Zysten, Varizen, hyperplastische Riesenfalten). Bei den restlichen Verdachtsdiagnosen der 1167 EUS handelte es sich vorwiegend um nichtpathologische Befunde, Läsionen der Schleimhaut und Karzinome. Diagramm 2 und Tabelle 8 geben einen Überblick über die Verteilung submucöser Prozesse und extramuraler Kompressionen des oberen GIT.

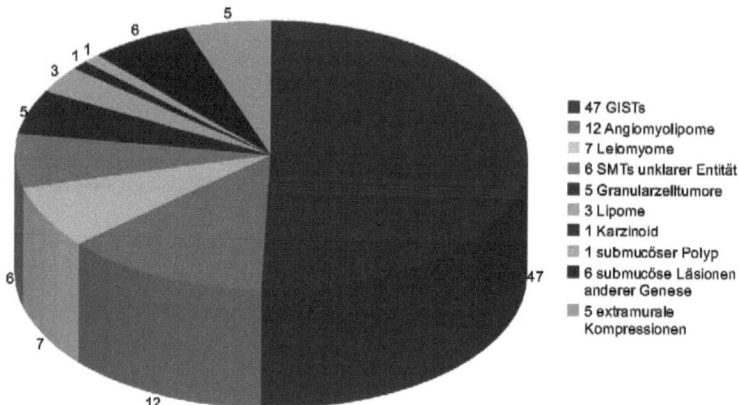

Diagramm 2: Submucöse Tumoren (82), andere submucöse Läsionen (6) und extramurale Kompressionen (5) des oberen Gastrointestinaltraktes bei 1167 EUS von 04.01.2008 bis 22.6.2010 im SRH-Zentralklinikum Suhl. Die Zahlenwerte am Rand des Diagramms entsprechen der Anzahl der Diagnosen.

Bei den 82 EUS, die zu einer Verdachtsdiagnose eines submucösen Tumors des oberen GIT geführt haben, wurden keine Komplikationen aufgezeichnet.

Submucöse Raumforderungen des oberen Gastrointestinaltraktes		n	Insgesamt
Submucöse Tumoren			82
Benigne		28	
	Angiomyolipome	12	
	Leiomyome	7	
	Granularzelltumoren	5	
	Lipome	3	
	Submucöser Polyp	1	
Maligne		48	
	GISTs	47	
	GEP-NETs	1	
SMTs unklarer Entität		6	
Submucöse Läsionen anderer Genese			6
	Duplikationszysten	3	
	Varizen	2	
	Hyperplastische Riesenfalten	1	
Extramurale Kompressionen			5

Tabelle 8: Verdachtsdiagnosen submucöser Raumforderungen des oberen Gastrointestinaltraktes bei 1167 EUS, durchgeführt vom 04.01.2008 bis zum 22.6.2010 im SRH-Zentralklinikum Suhl.

4.3. Histopathologische Diagnosen

Von den 82 Patienten mit dem EUS-Verdacht auf submucöse Tumoren wurden im Untersuchungszeitraum 17 Patienten einer Operation unterzogen. Endosonographisch fand sich der Verdacht auf 1 benignen Tumor (1 Leiomyom), 15 maligne Tumoren (15 GISTs) und 1 submucösen Tumor unklarer Entität und Dignität.

Histopathologisch konnte die Diagnose von allen 17 Tumoren eruiert werden, eine erneute histopathologische Färbung und Beurteilung konnte bei 15 Tumoren erfolgen. Unter den histopathologischen Diagnosen befanden sich 4 benigne Tumoren (3 Leiomyome und 1 fibroider Polyp) sowie 13 maligne Tumoren (10 GISTs und 3 GEP-NETs). Unter den GISTs fanden sich 5 vom spindelzelligen und 3 vom epitheloidzelligen Typ. Der Typ von 2 GISTs konnte aufgrund der oben genannten Gründe nicht bestimmt werden.

Drei der endosonographisch als GISTs interpretierten Tumoren wurden histopathologisch als GEP-NETs, zwei als Leiomyome und einer als fibroider Polyp diagnostiziert. Der endosonographisch beschriebene, submucöse Tumor unklarer Entität und Dignität wurde histopathologisch als GIST vom spindelzelligen Typ gewertet. Die Verteilung der histopathologischen und endosonographischen Diagnosen der 17 operierten Patienten ist in Tabelle 9 dargestellt.

Zwei Granularzelltumoren wurden zur bildmorphologischen Auswertung hinzugefügt. Der Tumor des postoperativen, histopathologischen Präparates aus dem Jahr 2000 stellte sich endosonographisch zuerst als Tumor der Tunica mucosa, bei einer späteren endosonographischen Kontrolle, die Tela submucosa, partiell infiltrierend, jeweils mit unklarer Entität, dar.

Das bioptisch gewonnene, histopathologische Präparat aus dem Untersuchungszeitraum wurde endosonographisch schon als Granularzelltumor gewertet (tabellarisch nicht dargestellt).

Submucöse Tumoren (n=17)

		Pathohistologische Diagnosen (n)	Verdachtsdiagnosen mittels EUS (n)
Benigne		4	1
	Leiomyome	3	1
	Fibroide Polypen	1	0
Maligne		13	15
	Gastrointestinale Stromatumoren	10*	15†
	spindelzellig	5	
	epitheloidzellig	3	
	gemischtzellig	0	
	unklar	2*	
	GEP-NETs	3	0
Unklare Dignität		0	1‡

* 2 pathohistologische Präparate waren nicht mehr verfügbar.
† 3 der endosonographisch als GISTs interpretierten Tumoren wurden histopathologisch als GEP-NETs, 2 als Leiomyome und 1 als fibroider Polyp diagnostiziert.
‡ Der endosonographisch beschriebene submucöse Tumor unklarer Entität und Dignität wurde histopathologisch als GIST vom spindelzelligen Typ gewertet.

Tabelle 9: Verteilung der histopathologischen und endosonographischen Diagnosen der 17 operierten Patienten.

4.4. Diagnosegenauigkeit der endoskopischen Ultrasonographie

Endosonographisch wurden 1 Tumor (25%) korrekt als benigne und 13 Tumoren (100%) korrekt als maligne klassifiziert, wobei 3 über die EUS als GIST-Verdacht gedeutete Tumoren sich histopathologisch als GEP-NETs entpuppten. Ein Tumor unklarer Dignität wurde histopathologisch als GIST gewertet. 2 der endosonographisch als GISTs interpretierten Tumoren wurden histopathologisch als Leiomyome und 1 als fibroider Polyp diagnostiziert.

Die Sensitivität der EUS bei der Erkennung von Malignität betrug 100%, die Spezifität 25%, der positive Vorhersagewert 81% und der negative Vorhersagewert 100%. Die endosonographisch als submucöser Tumor unklarer Dignität gewertete Raumforderung wurde den richtig positiven Verdachtsdiagnosen zugerechnet, da bei Tumoren unklarer Dignität die gleiche klinische Kaskade folgte, wie bei als maligne gewerteten Tumoren.

Bei Tumoren ≥ 2 cm zeigten sich nur mehr zwei von neun Tumoren als falsch maligne, sodass davon auszugehen ist, dass die Spezifität bezüglich Malignität bei fortgeschrittenen Prozessen größer ist. Eine eindeutige Aussage konnte diesbezüglich aufgrund der niedrigen Fallzahl jedoch nicht getroffen werden.

Die Diagnosegenauigkeit der EUS bezüglich der Tumorart wurde aufgrund der niedrigen Fallzahl nicht durchgeführt.

Bei den EUS-Parametern Tumorgröße, Echomuster und Begrenzung ergab sich zwischen den histopathologisch gesicherten, benignen und malignen Tumoren kein signifikanter Unterschied. Die einzelnen Parameter und P-Werte sind in Tabelle 10 einzusehen.

	Benigne Tumoren (n=4)		Maligne Tumoren (n=13)		P-Wert
	(n)	(%)	(n)	(%)	
EUS Diagnose korrekt	1	25	13	100	
EUS Parameter					
Tumorgröße (Mittelwert)	1,63 cm		2,53 cm		0,56*
Echomuster					
Homogen	2	50	5	38,46	0,74†
Homogen mit zentraler Inhomogenität	0	0	3	23,08	0,25†
Diffus inhomogen	1	25	1	7,69	0,37†
Keine Details bekannt	1	25	4	30,77	
Begrenzung					
Glatt	3	75	5	38,46	0,9†
Irregulär	1	25	2	15,38	0,9†
Keine Details bekannt	0	0	6	46,15	
Größe					
< 3 cm	3	75	7	53,85	0,22†
> 3 cm	0	0	4	30,77	0,22†
Keine Details bekannt	1	25	2	15,38	

* 2-seitiger T-Test für homoskedastische Stichproben
† Chi-Quadrat-Test

Tabelle 10: Diagnosegenauigkeit der EUS in Bezug auf Dignität und Vergleich verschiedener endosonographischer Parameter zwischen benignen und malignen Tumoren.

4.5. Bildmorphologie der endoskopischen Ultrasonographie und der Histopathologie

Im Folgenden sind die endosonographischen und histopathologischen Bildmorphologien von 1 Leiomyom, 1 fibroiden Polypen, 1 bioptisch gesicherten Granularzelltumor (Erklärung siehe Abschnitt 3.3.1.), 1 gastrointestinalen Stromatumor und 1 Karzinoid als Auszug dargestellt und interpretiert (siehe Abbildungen 3-7).

Leiomyom

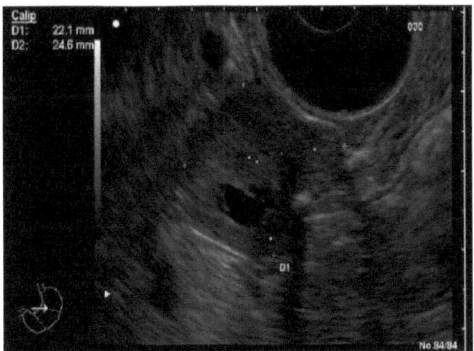

Abbildung 3a: Endosonographisch fand sich im Magenkorpus ein echoarmer, zentral nekrotischer Tumor, der von der Lamina muscularis mucosae ausging. Größe 2,2 x 2,9 cm.

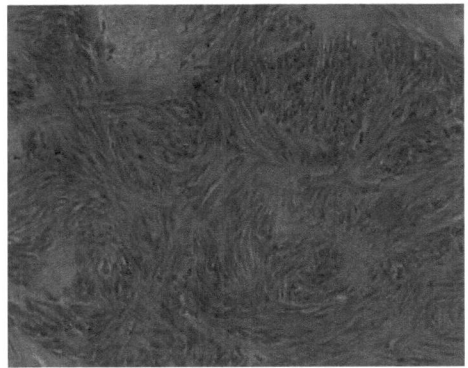

Abbildung 3b: Im Schnittbild waren Magenschleimhautanteile der Korpusregion zu sehen, regelrecht strukturiert. Dazu ließen sich Einblutungen sowie knotige Strukturen aufzeigen. Hier lagen Zellen mit länglichen Zellkernen in einer gewissen Rhythmik vor. Es ließen sich auch wechselnde, hyaline Ablagerungen aufzeigen. Der Tumor wies teilweise eine kapselartige Begrenzung auf. Mitosen waren nicht zu sehen. Der Tumor war in der Submukosa lokalisiert. Es waren vereinzelt Granulozyten und spindelförmige, beziehungsweise zigarrenförmige Zellkerne zu sehen. Im Rahmen der nachfolgenden immunhistochemischen Untersuchung, wo sich 70% positive Zellen auf Actin, 10% auf Vimentin und keine auf S 100 zeigten, wurde ein gutartiges Leiomyom diagnostiziert.

Fibroider Polyp

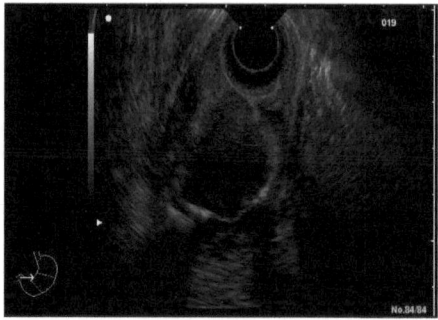

Abbildung 4a: Endosonographisch zeigte sich ein zirka 4 cm großer, echoarmer Tumor des Magenantrums mit Erreichen der Serosa und eindeutigem Ursprung in der Lamina muscularis mucosae mit guter Vaskularisation. Es bestand zuerst der Verdacht auf einen GIST.

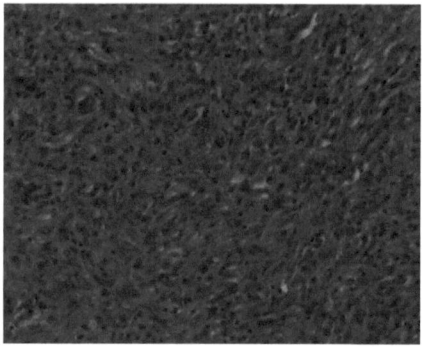

Abbildung 4b: Histopathologisch zeigte sich ein inflammatorischer, fibroider Polyp mit fibroblastischer Proliferation und einem Infiltrat aus eosinophilen Granulozyten.

Granularzelltumor

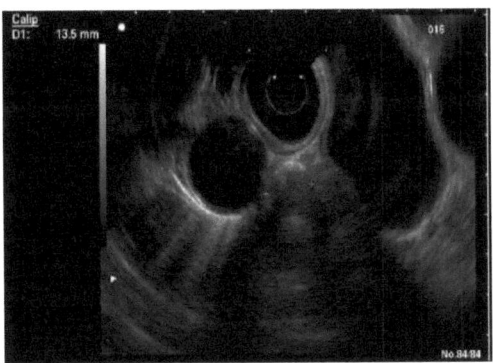

Abbildung 5a: Endosonographisch zeigte sich eine paraaortal gelegene, etwa 1 cm im Durchmesser große, echoinhomogene Struktur mit überwiegend echoarmen Anteilen. Bis auf eine kleine Stelle (rechts im Bild) war sie glatt begrenzt. Im Farbduplex zeigte sie sich ohne relevante Perfusion.

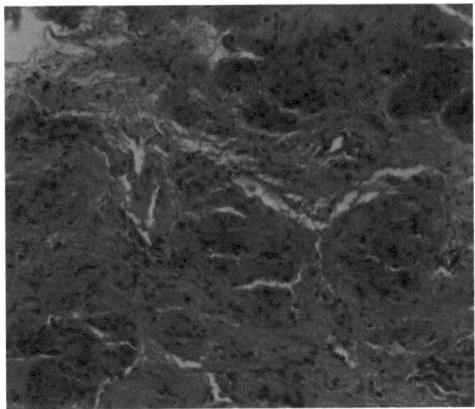

Abbildung 5b: Histopathologisch zeigten sich Platten von Histiozyten-ähnlichen Zellen mit einem übergroßen, eosinophilen, Periodsäure-Schiff-Reaktion-positiven Zytoplasma, welches lysosomale Granula und kleine vesikuläre Nuclei enthielt. Die Diagnose wurde immunhistochemisch gesichert.

Gastrointestinaler Stromatumor

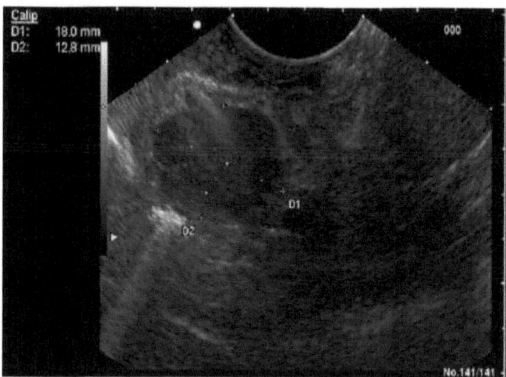

Abbildung 6a: Endosonographisch zeigte sich im Magenfundus eine im Bereich der Lamina muscularis beginnende, außen der Magenwand aufsitzende, bis 2 cm in der Ausdehnung große, echoarme Raumforderung mit guter Gefäßversorgung.

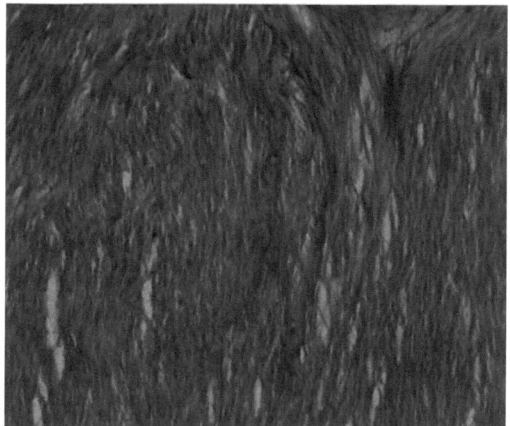

Abbildung 6b: Es zeigte sich histopathologisch ein zellreicher, spindelzelliger, in Faszikeln angeordneter, mesenchymaler Tumor ohne Atypien, ohne Nekrosen und ohne erhöhten Mitoseindex. Die Diagnose GIST wurde immunhistochemisch gesichert.

Gastroenteropankreatischer, neuroendokriner Tumor (GEP-NET)

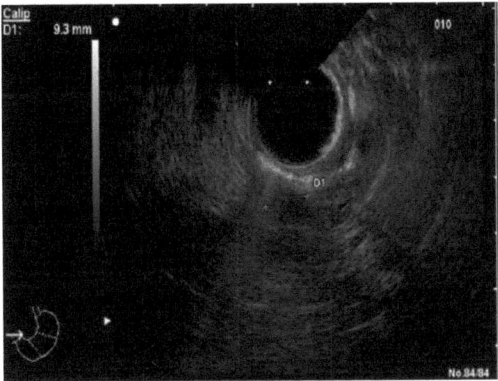

Abbildung 7a: Endosonographisch zeigten sich vom Duodenum aus mehrere echoarme, homogene, überwiegend glatt begrenzte, submucöse Herde bis 12,4 mm.

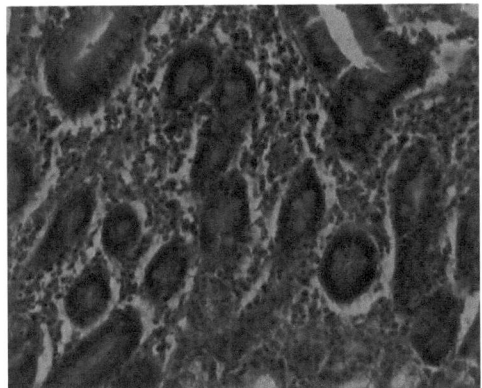

Abbildung 7b: Histopathologisch zeigten sich submucös kleine, uniforme Zellen, die das umgebenden Gewebe bandförmig invadierten. Teilweise waren die Karzinoid-Zellen um Krypten-Zell-Nestern gruppiert. Nirgends fanden sich Tumoreinbrüche in Lymph- oder Blutgefäße, jedoch zeigte ein mit entfernter Lymphknoten (nicht gezeigt) eine Mikrometastase von 0,7 mm.

5. Diskussion

Die vorliegende Arbeit ist der erste umfassende Versuch, die Methoden der endoskopischen Ultrasonographie (EUS) und der Histopathologie in der Diagnostik der submucösen Tumoren (SMTs) des oberen Gastrointestinaltraktes (GIT) gegenüberzustellen und deren jeweilige bildmorphologische Ergebnisse zu vergleichen. Eine ähnliche Untersuchung wurde bei fokalen Leberläsionen durchgeführt, bei der die diagnostische Wertigkeit der Kontrastsonographie im Vergleich zur histopathologischen Diagnostik analysiert wurde (Veitt 2008). Ein bildmorphologischer Vergleich zwischen EUS- und histopathologischen Bildern wurde ebenfalls von Stupnik et al. im Jahre 2009 (Stupnik et al. 2009) durchgeführt.

5.1. Patientengut und Diagnosen

Die Patienten entstammten zum einen dem Patientengut des Krankenhauses SRH-Zentralklinikum Suhl mit einer spezialisierten Abteilung für Gastroenterologie, zum anderen dem Patientengut von internistischen Facharztpraxen aus dem Raum Thüringen. Die Einweisung zur endoskopischen Ultrasonographie (EUS) wurde bei Verdacht auf einen gastrointestinalen Tumor oder einer unklaren gastrointestinalen Läsionen durchgeführt. Somit ergibt sich ein höherer Anteil an Verdachtsdiagnosen auf einen submucösen Tumor (SMT) als bei EUS-Untersuchungen von nicht vor-selektierten Patienten. In der vorliegenden Arbeit wurde bei 7,03% der 1167 mittels EUS untersuchten Patienten der Verdacht auf einen SMT des oberen Gastrointestinums (GIT) gestellt. In einer Arbeit aus dem Jahre 2007, bei der 150 Patienten mit dem endoskopischen Verdacht auf einen SMT des oberen GIT untersucht wurden, wiesen 68% der Patienten eine tatsächliche, submucöse Raumforderung auf (Kapfer 2007). Eine der vorliegenden Arbeit vergleichbare Studie wurde nicht gefunden. Es ist bekannt, dass SMTs des Magens mit einer Inzidenz von 0,4% bei der diagnostischen Endoskopie auftreten (Hedenbro et al. 1991).

Das Patientenalter bei der ersten im Untersuchungszeitraum durchgeführten EUS betrug im Median 63 Jahre. Dies stellt einen Zusammenhang her mit der Studie von Miettinen et al. aus dem Jahre 2005 (Miettinen et al. 2005) bei der das mediane Alter bei Erkrankungsbeginn von GISTs zwischen 55 und 65 Jahren lag. Genaue Daten von anderen SMTs liegen nicht vor.

In der vorliegenden Studie zeigten sich von 17 histopathologisch verifizierten Tumoren zirka 18% als Leiomyome, zirka 6% als inflammatorische, fibroide Polypen (IFPs) (ein Tumor), zirka 59% als

GISTs und zirka 18% als gastroenteropankreatische, neuroendokrine Tumoren (GEP-NETs). In Anbetracht der kleinen Studienzahl ist ein Rückschluss der Verteilung auf größer angelegte Studien schwierig, jedoch entspricht je nach Lokalisation im oberen GIT die Verteilung von GISTs, Leiomyomen und GEP-NETs in etwa den in der Literatur verfügbaren Daten (Polkowski et Butruk 2005, Polkowski 2005). Die Verteilung von IFPs ist anhand von Literaturdaten nicht eindeutig eruierbar, das Auftreten eines solchen Tumors in Anbetracht der Studienpopulation von 17 Patienten kann jedoch als Besonderheit gesehen werden.

5.2. Komplikationen der endosonographischen Untersuchung

Bei den 82 EUS, die zu einer Verdachtsdiagnose eines submucösen Tumors des oberen GIT geführt haben, wurde keine Komplikation aufgezeichnet.

Die drei in der Literatur berichteten Komplikationen der diagnostischen EUS sind die Perforation, die Aspiration und die Bakteriämie. Sowohl eine Umfrage des Amerikanischen Ultraschallklubs publiziert im Jahr 2001 (Das et al. 2001) als auch eine frühe, multizentrische Studie aus Europa von 1993 (Rösch et al. 1993) berichten über ein Auftreten von Ösophagusperforationen mit 0,03%. Eine Umfrage von Jenssen et al. (Jenssen et al. 2008) an deutschen EUS-Zentren von 2004 zeigte ein Auftreten von Ösophagusperforationen mit 0,0009% und Duodenalperforationen mit ebenfalls 0,0009%. Obwohl zur akustischen Ankopplung des Schallkopfes an die Wandung neben der Möglichkeit der Nutzung eines wassergefüllten Ballons an der Spitze des Echoendoskopes die Wasserfüllung des Lumens relativ häufig angewendet wird, wurden bislang nur drei Fälle von Wasseraspiration mit nachfolgender Aspirationspneumonie berichtet (Lachter 2007, O'Toole et al. 2001). Eine signifikante Bakteriämie trat bei Janssen et al. (Janssen et al. 2004) bei 2 von 100 Patienten, festgestellt mittels Blutkulturen nach der Untersuchung, auf. Bei beiden Patienten handelte es sich um ein Staging eines Ösophaguskarzinoms. Levy MJ et al. (Levy MJ et al. 2003 May) stellten eine transiente Bakteriämie bei einem von 52 Patienten fest. Die Patienten beider Studiengruppen entwickelten jedoch keine Symptome einer Infektion.

5.3. Diagnostische Genauigkeit der endoskopischen Ultrasonographie

In der vorliegenden Arbeit zeigten sich für die EUS bei der Erkennung von Malignität eine Sensitivität von 100% und eine Spezifität von 25%. Der positive Vorhersagewert betrug 81%, der negative Vorhersagewert 100%.

In der Literatur zeigten sich drei vergleichbare Studien. Chak et al. (Chak et al. 1997) fanden je nach Erfüllung der Hauptkriterien eine Sensitivität von 80-90% sowie eine Spezifität von 89-100%, Palazzo et al. (Palazzo et al. 2000) ermittelten je nach Erfüllung der Hauptkriterien eine Sensitivität von 91-23% und eine Spezifität von 88-100%, bei Nickl et al. (Nickl et al. 2002) ergab sich je nach Erfüllung der Kriterien eine Sensitivität von 95-100%. Die (Haupt)kriterien für die jeweilige Studie können in Tabelle 4 im Abschnitt 2.2.1.4. „Verteilung, Einteilung und endosonographische Kriterien" eingesehen werden.

In Anbetracht der hohen Sensitivität für Malignität muss auch die niedrige Fallzahl der vorliegenden Studie beachtet werden. Grundsätzlich jedoch geht die hohe Sensitivität für Malignität mit den Ergebnissen der Vergleichsstudien einher.

Es ergab sich im Literaturvergleich eine entscheidend niedrigere Spezifität, was dadurch zu erklären ist, dass sich drei der mittels EUS als GISTs interpretierten Tumoren histopathologisch als benigne zeigten (es wurden zwei Leiomyome und ein inflammatorischer, fibroider Polyp (IFP) diagnostiziert). Die Ursache lag vermutlich darin, dass sich Leiomyome und IFPs wie auch GISTs in der EUS als echoarm darstellen und alle drei Tumortypen in der zweiten Schicht (Lamina muscularis mucosae) lokalisiert sein können (Dietrich 2008). Es wurden in der vorliegenden Studie malignitätsspezifische Kriterien nicht einzeln ausgewertet, sondern der Gesamteindruck des Untersuchers wurde zur Dignitätsbeurteilung herangezogen. Als absolutes Kriterium für eine OP-Indikation wurde eine Tumorgröße von ≥ zwei Zentimetern, unabhängig von der Dignitätseinschätzung, gewählt. In der zitierten Literatur wurde der Verdacht auf Malignität meist ab einer Tumorgröße von größer drei bis fünf Zentimetern und mehreren Knoten gestellt. Zusätzlich zeigten sich in der vorliegenden Studie bei Tumoren ≥ zwei Zentimeter nur mehr zwei von neun Tumoren als falsch maligne, sodass davon auszugehen ist, dass die Spezifität bezüglich Malignität bei größenmäßig fortgeschrittenen Prozessen höher ist.

5.4. Histopathologie und endoskopische Ultrasonographie

Leiomyome

Insgesamt wurden drei Leiomyome histopathologisch diagnostiziert.
Zwei Tumoren zeigten mikroskopisch typische Merkmale eines spindelzelligen Tumors und waren scharf begrenzt. Die Unterscheidung zu anderen Tumoren wurde immunhistochemisch geführt.

Farblose Spindelzellpopulationen, welche in Faszikeln und mit Windungen zusammengefasst sind, sind typisch für Leiomyome (Odze et al. 2003).

Ein Leiomyom zeigte mikroskopisch Zeichen eines Neurilemmoms. In jenem Schnittbild waren regelrecht strukturierte Magenschleimhautanteile aus der Corpusregion zu sehen. Dazu ließen sich Einblutungen sowie knotige Strukturen aufzeigen. In diesem Bereich lagen Zellen mit länglichen Zellkernen in einer gewissen Rhythmik und Einblutungen vor. Des Weiteren ließen sich wechselnde hyaline Ablagerungen aufzeigen. Der in der Submukosa lokalisierte Tumor wies teilweise eine kapselartige Begrenzung auf. Mitosen waren nicht zu sehen. Im Tupfpräparat waren Erythrozyten, kleine zytoplasmaarme Zellen, Granulozyten sowie wenige spindel- beziehungsweise zigarrenförmige Zellen zu finden. In der immunhistochemischen Untersuchung wies das Expressionsmuster mit 70% Actin-positiven, 10% Vimentin-positiven und S 100-negativen Zellen jedoch eher auf ein gutartiges Leiomyom hin.

Das seltene Beobachten oder das gänzlichen Fehlen von Mitosen und Nekrosen ist für Leiomyome typisch (Odze et al. 2003). Auch die positive Reaktivität mit AK gegen Desmin und Aktin des glatten Muskels und die fehlende Reaktivität auf die GIST-Parameter CD34 und CD117 sind Merkmale von Leiomyomen (Miettinen et Lasota 2001).

Ein Leiomyom wurde endosonographisch korrekt, zwei Leiomyome als GISTs interpretiert. Dies war dadurch zu erklären, dass GISTs und Leiomyome die zweite Schicht (Lamina muscularis mucosae) betreffen können und sich beide Tumortypen echoarm darstellen (Dietrich 2008).

Inflammatorischer, fibroider Polyp

Der gefundene fibroide Polyp wurde endosonographisch zuerst als gastrointestinaler Stromatumor (GIST) eingestuft. Dies erfolgte aufgrund des echoarmen Erscheinungsbildes des Tumors. Die Lokalisation im Magenantrum und die gute Vaskularisation waren jedoch passend für einen fibroiden Polypen (Gupta 2001). Der Polyp zeigte sich endosonographisch zirka 4 Zentimeter groß mit intakter Schleimhaut. In der Literatur stellt eine intakte Schleimhaut jedoch die Ausnahme dar (Gupta 2001).

Erst durch die histologische Untersuchung konnte die endgültige Diagnose gestellt werden. Es fand sich gefäßreiches, faserarmes Bindegewebe mit der typischen Infiltration von eosinophilen Granulozyten (Gupta 2001). Immunhistochemisch wies die fehlende Positivität auf CD117 im Zusammenhang mit der vorhandenen Positivität auf Vimentin und CD37, welche für fibroide Polypen typisch ist (Hasegawa et al. 1997, Kim et al. 2000, Kolodziejczyk et al. 1993, van de Rijin et al. 1994, Wille et Borchard 1998) von der Diagnose GIST in Richtung inflammatorischer, fibroider Polyp.

Granularzelltumoren

Es standen ein endoskopisch-bioptisch gewonnenes Präparat zur HE-Nachfärbung und Photographie sowie bestehende Bilder eines operativ gewonnenen Präparates zur Verfügung. Diese Tumoren gehörten nicht zur eigentlichen Studienpopulation und wurden aufgrund der Seltenheit der Tumoren zum bildmorphologischen Vergleich hinzugefügt. Histologisch ließ sich bei beiden Tumoren Malignität ausschließen. Bei beiden Tumoren fand sich das typische Bild eines benignen Granularzelltumors. Sie lagen beide submucös und setzen sich aus großen, runden bis polygonalen Zellen mit einem eosinophilen, granulierten Zytoplasma zusammen, was ein typisches mikroskopisches Merkmal dieser Tumoren ist (Odze et al. 2003). Immunhistochemisch ließen sie sich deutlich positiv mit AK gegen das S100-Protein, NSE oder in der PAS-Reaktion darstellen. Die positive Reaktivität mit AK gegen das S100-Protein und NSE sowie das PAS-Reaktion-positive Zytoplasma sind für diese Tumoren typisch und das Antikörpermuster von S100-Protein und NSE deutet zudem auf ihren neuronalen Ursprung hin (Day et al. 2003, Odze et al. 2003, Miettinen und Lasota 2001, Nakachi et al. 2000). Endosonographisch zeigten sich beide Tumoren echoarm, echoinhomogen und bis auf kleine Stellen glatt begrenzt. Die echoarme Darstellung und die glatte Begrenzung sind typisch für diese Tumoren. Das echoinhomogene Binnenmuster tritt eher selten auf (Dietrich 2008). Der bioptisch verifizierte Tumor ließ sich klar auf die Tela submucosa des Ösophagus beziehen und zeigte sich einen Zentimeter groß. Der operativ verifizierte Tumor war zunächst auf die Tunica mucosa, ebenfalls des Ösophagus, begrenzt. Eine erneute EUS ein Jahr später wies eine partielle Infiltration der Tela submucosa und eine Gesamttumorgröße von etwa zwei Zentimetern nach. Eine Lokalisation der Tumoren in der dritten Schicht (Tela submucosa) ist typisch (Dietrich 2008). Endosonographisch wurde bei dem bioptisch verifizierten Tumor die richtige Verdachtsdiagnose geäußert, bei der operativ verifizierten Raumforderung erfolgte keine definitive Festlegung zum Tumortyp.

Gastrointestinale Stromatumoren

Mittels histologischer und immunhistochemischer Untersuchungen konnten 10 gastrointestinale Stromatumoren identifiziert werden. Davon stellten sich mikroskopisch 5 als spindelzellig und 3 als epitheloidzellig dar. Gemischtzellige GISTs wurden nicht diagnostiziert. Zwei Tumoren konnten nicht klassifiziert werden, da die pathologischen Präparate nicht mehr verfügbar waren und der

histopathologische Befundbericht keine Differenzierung beinhaltete.
Die Verteilung der histologischen Typen entspricht der in der Literatur beschriebenen. Wrba (Wrba 2009) beschrieb in einem Review von 2009 das Auftreten der spindelzelligen Variante mit etwa 70%, das der epitheloidzelligen mit 20% und das der gemischtzelligen mit zirka 10%. Zur Risikoklassifikation trägt diese histologische Einteilung nicht bei. Die Risikoklassifikation nach Fletcher et al. (Fletcher et al. 2002), welche als NIH-Konsensus-Klassifikation gilt, wurde von den pathologischen Instituten nur in Einzelfällen durchgeführt.
Ein Tumor fiel nur durch geringe Kernatypien, wenige Mitosen und eine ausgesprochene KI 67-Proliferation auf. Ein Leiomyom wurde histologisch nur als spindelzelliger, mesenchymaler Tumor beschrieben. Das immunhistochemische Profil gab in diesem Fall den entsprechenden Hinweis für die Diagnose GIST.
Alle als GIST klassifizierten Tumoren wiesen immunhistochemisch eine positive Reaktivität mit Antikörper (AK) gegen CD117 auf und konnten somit eindeutig zugeordnet werden. Miettinen et Lasota (Miettinen et Lasota 2006) beschrieben in einem Review von 2006 die Nachweisbarkeit einer positiven Reaktivität mit AK gegen CD117 bei 90% bis 95% aller GISTs.
Endosonographisch wurden 15 Tumoren als GISTs gewertet. Drei der endosonographisch als GISTs gewerteten Tumoren wurden histopathologisch als GEP-NETs, 2 als Leiomyome und 1 als fibroider Polyp diagnostiziert. Die Ursache lag vermutlich darin, dass sich sowohl neuroendokrine Tumoren, Leiomyome als auch inflammatorische, fibroide Polypen (IFT) als echoarm darstellen und alle drei Tumortypen in der zweiten Schicht (Lamina muscularis mucosae) lokalisiert sein können. Zusätzlich zeigen neuroendokrine Tumoren manchmal keine Abgrenzung zu den Schichten 2 und 4 (Lamina muscularis mucosae und Tunica muscularis) (Dietrich 2008).

Gastroenteropankreatische, neuroendokrine Tumoren

Insgesamt wurden drei Tumoren histopathologisch als gastroenteropankreatische, neuroendokrine Tumoren (GEP-NETs) klassifiziert. Mikroskopisch zeigten sich kleine, uniforme Zellen, die das umgebende Gewebe bandförmig invadieren, was ein typisches Merkmal dieser Tumoren ist (Maruyama et al. 1988, Naunheim et al. 1983). Immunhistochemisch konnten die Tumoren eindeutig von anderen SMTs abgegrenzt werden.
Endosonographisch war ein Tumor in der Lamina muscularis mucosae, ein Tumor in der Tela submucosa und ein weiterer Herd nicht eindeutig von den zuvor genannten Schichten abgrenzbar, darstellbar. Alle Tumoren zeigten sich echoarm, wobei ein Tumor mehrere echoreiche Binnenstrukturen aufwies. Diese „Pfeffer und Salz"-Binnenstruktur wird als typisches Merkmal von

GEP-NETs beschrieben (Dietrich 2008). Bei zwei Tumoren zeigte sich die Schleimhaut ulzeriert. Alle drei GEP-NETs wurden endosonographisch als GISTs eingestuft. Die Ursache dafür dürfte darin gelegen haben, dass sich GISTs wie GEP-NETs echoarm darstellen und GEP-NETs eventuell keine Abgrenzung zu den Schichten 2 und 4 (Lamina muscularis mucosae und Tunica muscularis) zeigen (Dietrich 2008).

5.5. Ausblick

Die vorliegende Arbeit stellt den nichtinvasiven Goldstandard, die endoskopische Ultrasonographie (EUS) dem invasiven Goldstandard (Pathologie) in der Diagnostik submucöser Tumoren (SMTs) des oberen Gastrointestinaltraktes (GIT) gegenüber. Aufgrund der geringen Gewebebelastung durch Ultraschallwellen bietet die EUS Vorteile gegenüber anderen nichtinvasiven Verfahren wie CT und PET. Des Weiteren zeichnet sie sich durch eine niedrige Komplikationsrate aus. Die EUS ist in der Unterscheidung zu einer extramuralen Kompression und in der Abschätzung der Tumorenti- und dignität anderen nichtinvasiven Verfahren überlegen. In der vergleichbaren Literatur zeigte sich die EUS bezüglich der Erkennung von Malignität mit einer Sensitivität von 80 bis 100% (Chak et al. 1997, Palazzo et al. 2000, Nickl et al. 2002). Die in dieser Arbeit erhobenen Daten ergaben diesbezüglich eine Sensitivität von 100% und eine Spezifität von 25%, da drei benigne Tumoren als maligne eingestuft wurden. Somit konnte in dieser Studie die EUS mit der verwendeten Methodik als „übersensibel" eingestuft werden. Die niedrige Spezifität in der vorliegenden Studie war dadurch zu erklären, dass eine Tumorgröße ≥ zwei Zentimeter, unabhängig von der eingeschätzten Dignität, als absolute OP-Indikation galt und auch Tumoren kleiner zwei Zentimeter operiert wurden, falls diese malignitätsspezifische Merkmale aufgewiesen hatten. Da sich bei den Tumoren, die ≥ zwei Zentimeter waren, nur mehr zwei von neun als falsch maligne herausstellten, ist davon auszugehen, dass die Spezifität bezüglich Malignität bei größenmäßig fortgeschrittenen Prozessen höher ist. In einer zukünftigen Studie mit einer höheren Fallzahl könnte der Verlauf der Parameter Sensitivität und Spezifität bezüglich Malignität bei sich ändernder Tumorgröße berechnet werden. Zusätzlich könnten diese Parameter dann auch in der Erkennung der Tumorart für die EUS berechnet werden.

Der Einsatz von EUS-FNA und EUS-TCB ist aufgrund der niedrigen Sensitivität im Vergleich zur zytologischen/histologischen, postoperativen Aufarbeitung in Abschätzung der höheren Risikorate im Vergleich zur reinen, bildgebenden EUS zurzeit nicht ausreichend beurteilbar. Eine Verbesserung dieser Methoden könnte bei einem niedrigen Risikoprofil die Diagnosegenauigkeit der EUS weiter erhöhen. Zusätzlich kann durch Verbesserung der pathologischen Methodik, zum Beispiel im Bereich der immunhisto- und zytochemischen Methoden, die postoperative wie auch die postbioptische Diagnostik verbessert werden.

Die EUS stellt schon jetzt eine Schlüsselposition in der postendoskopischen Abklärung des Verdachtes auf eine submucöse Raumforderung des oberen GIT dar. Bis zu einer Tumorgröße von zwei Zentimetern können die bestehenden Kriterien für Malignität als ausreichend und die Verlaufsbeobachtung mittels EUS als sicher gesehen werden. Durch die Routineendoskopie in hoher Frequenz werden beschwerdeunabhängig relevante, submucöse Tumoren entdeckt. Prinzipiell sollten alle relevanten (> 5mm), submucösen Tumoren einer hochauflösenden EUS des oberen GIT zugeführt werden. Aufgrund einer hohen Interobserver-Variabilität (Gress et al. 2001) ist es vorteilhaft, wenn der gleiche Endosonographeur den Patienten zur Verlaufskontrolle weiterbetreut.

6. Schlussfolgerungen

Die endoskopische Ultrasonographie (EUS) ist eine risikoarme Untersuchung, bei der, sofern keine Punktionen oder Stanzen durchgeführt werden, die Ösophagusperforation mit 0,0009% bis 0,03% (Rösch et al. 1993, Jenssen et al. 2008) die häufigste Komplikation ist. Da es sich um eine Ultraschalluntersuchung handelt, ist die Gewebebelastung durch die Ultraschallwellen nach dem bisherigen Erkenntnisstand gering.

Der EUS kommt, aufgrund ihres Einsatzgebietes ausgehend vom Lumen des Verdauungsschlauches und der Möglichkeit des Einsetzens hochauflösender Schallköpfe, eine gesonderte Rolle in der Diagnostik submucöser Tumoren (SMTs) des Gastrointestinums zu. Die EUS stellt üblicherweise die zweite Untersuchung nach der (Routine)endoskopie (ÖGD) im Untersuchungsgang bei Verdacht auf einen SMT dar (Buscarini et al. 1999). Nachdem der Verdacht auf einen SMT durch die ÖGD geäußert wurde, liegt der erste Schritt in der Unterscheidung eines möglichen SMTs zu einer extramuralen Kompression. Die EUS ist diesbezüglich mit einer Sensitivität von 92% und einer Spezifität von 100% (Rösch et al. 2002) mit und ohne Doppler-Funktion der transabdominalen US und der CT überlegen (Hwang et al. 2006, Polkowski 2005 Jul, Polkowski et Butruk 2005 Jan, Nickl 2005, Chak 2002, Shim et Jung 2005, Hizawa et al. 2000, Fockens 1994). Der zweite Schritt liegt in der Abschätzung der Tumorentität- und dignität, wobei die zu untersuchenden Hauptmerkmale die Größe, die Ursprungsschicht, die Begrenzung, die Form, die Schleimhaut (Ulzera), umgebende Lymphknoten (Metastasen) (Hwang et al. 2006, Polkowski 2005 Jul, Polkowski et Butruk 2005 Jan, Nickl 2005, Chak 2002) und die Wachstumsrate (Shim et Jung 2005) sind. Auch diesbezüglich ist die EUS der nichtinvasive Goldstandard (Hwang et al. 2006, Polkowski 2005 Jul, Polkowski et Butruk 2005 Jan, Nickl 2005, Chak 2002). Mittels hochfrequenter EUS-Schallköpfe ist es möglich, Informationen zur Entitäts- und Dignitätsbeurteilung bei Tumoren < 0,5 cm einzuholen, die mittels CT, MRT und transabdominaler US (Liu et Goldberg 1999) sowie Positronen-Emissions-Tomographie (PET) (Antoch et al. 2004) nicht mehr erhebbar sind. Zusätzlich ist es mittels EUS meist am leichtesten abzuschätzen, ob eine endoskopische Resektion des Tumors möglich ist (Shim et Jung 2005, Hizawa et al. 2000, Waxman et al. 2002).

Trotz der Vorteile, die die bildgebende EUS in der Abschätzung der Tumorentität- und dignität gegenüber anderen, nichtinvasiven Verfahren bietet, ist mit einer Sensitivität von 80 bis 100% (Chak et al. 1997, Palazzo et al. 2000, Nickl et al. 2002) im Vergleich zur postoperativen Diagnostik dennoch keine definitive Aussage über die Dignität des Tumors zulässig, obgleich die Abschätzung der Dignität durch die von einigen Autoren publizierten Leittabellen, die die Kriterien der Malignität zusammenfassen, erleichtert wird. In der vorliegenden Studie zeigten sich eine Sensitivität von 100% und eine Spezifität von 25%, was darauf zurückzuführen war, dass drei benigne Tumoren in der EUS als maligne eingestuft wurden. Somit zeigte sich bezüglich Malignität eine „Übersensibilität". Die hohe Sensitivität für Malignität geht in etwa mit den Ergebnissen der Vergleichsstudien einher, wobei jedoch die niedrige Fallzahl dieser Studie bedacht werden muss. Die niedrigere Spezifität ergab sich vermutlich dadurch, dass eine Tumorgröße $\geq$ zwei Zentimeter unabhängig von der Dignitätseinschätzung als absolute OP-Indikation galt. Zusätzlich wurden auch Tumoren kleiner zwei Zentimeter einer Operation zugeführt, sofern diese malignitätsspezifische Merkmale aufgewiesen hatten. Da sich bei Tumoren $\geq$ zwei Zentimeter nur mehr zwei von neun als falsch maligne erwiesen, ist davon auszugehen, dass die Spezifität bezüglich Malignität bei fortgeschrittenen Prozessen größer ist. Eine eindeutige Aussage konnte aber aufgrund der niedrigen Fallzahl nicht getroffen werden.

Grundsätzlich ist es zwar möglich mittels EUS-FNA und EUS-TCB zytologisches und/oder histologisches Material zu gewinnen, aufgrund der niedrigen Sensitivität im Vergleich zur zytologischen/histologischen, postoperativen Aufarbeitung ist jedoch zurzeit mit diesen Methoden keine ausreichende Beurteilung der Dignität oder der Tumorart möglich.

Die bildgebende EUS stellt als nichtinvasives Verfahren mit ihren Vorteilen gegenüber anderen bildgebenden Verfahren eine Schlüsselposition in der Diagnostik und in der Therapieentscheidung von submucösen Tumoren dar. Insgesamt können die bestehenden Kriterien für Malignität als ausreichend und die Verlaufsbeobachtung mittels EUS bis zu einer Tumorgröße von zwei Zentimetern als sicher gesehen werden. Da die EUS im Vergleich zu extern detektierenden Verfahren, wie die CT, die MRT oder die PET eine höhere Interobserver-Variabilität aufweist (Gress et al. 2001) ist es vorteilhaft, wenn der gleiche Endosonographeur den Patienten zur Verlaufskontrolle weiterbetreut.

Literatur- und Quellenverzeichnis

Adler DG, Jacobson BC, Davila RE, Hirota WK, Leighton JA, Qureshi WA, Rajan E, Zuckerman MJ, Fanelli RD, Baron TH, Faigel DO; ASGE. ASGE guideline: complications of EUS. Gastrointest Endosc. 2005 Jan;61(1):8-12. Erratum in: Gastrointest Endosc. 2005 Mar;61(3):502.

Agha FP, Dent TL, Fiddian-Green RG, Braunstein AH, Nostrant TT. Bleeding lipomas of the upper gastrointestinal tract. A diagnostic challenge. Am Surg. 1985 May;51(5):279-85.

Ando N, Goto H, Niwa Y, Hirooka Y, Ohmiya N, Nagasaka T, Hayakawa T. The diagnosis of GI stromal tumors with EUS-guided fine needle aspiration with immunohistochemical analysis. Gastrointest Endosc. 2002 Jan;55(1):37-43.

Antoch G, Kanja J, Bauer S, Kuehl H, Renzing-Koehler K, Schuette J, Bockisch A, Debatin JF, Freudenberg LS. Comparison of PET, CT, and dual-modality PET/CT imaging for monitoring of imatinib (STI571) therapy in patients with gastrointestinal stromal tumors. J Nucl Med. 2004 Mar;45(3):357-65.

Arai T, Kino I. Histochemical and ultrastructural analyses of glandular differentiation in typical carcinoid tumor of the hindgut. Pathol Int. 1994;44:49–56.

Bhargava P, Zhuang H, Kumar R, Charron M, Alavi A. Iatrogenic artifacts on whole-body F-18 FDG PET imaging. Clin Nucl Med. 2004 Jul;29(7):429-39.

Blasberg RG, Tjuvajev JG. Molecular-genetic imaging: current and future perspectives. J Clin Invest. 2003 Jun;111(11):1620-9. Review.

Blay P, Astudillo A, Buesa JM, Campo E, Abad M, García-García J, Miquel R, Marco V, Sierra M, Losa R, Lacave A, Braña A, Balbín M, Freije JM. Protein kinase C theta is highly expressed in gastrointestinal stromal tumors but not in other mesenchymal neoplasias. Clin Cancer Res. 2004 Jun 15;10(12 Pt 1):4089-95.

Blay JY, Bonvalot S, Casali P, Choi H, Debiec-Richter M, Dei Tos AP, Emile JF, Gronchi A, Hogendoorn PC, Joensuu H, Le Cesne A, McClure J, Maurel J, Nupponen N, Ray-Coquard I, Reichardt P, Sciot R, Stroobants S, van Glabbeke M, van Oosterom A, Demetri GD; GIST consensus meeting panelists. Consensus meeting for the management of gastrointestinal stromal tumors. Report of the GIST Consensus Conference of 20-21 March 2004, under the auspices of ESMO. Ann Oncol. 2005 Apr;16(4):566-78.

Brand B, Oesterhelweg L, Binmoeller KF, Sriram PV, Bohnacker S, Seewald S, De Weerth A, Soehendra N. Impact of endoscopic ultrasound for evaluation of submucosal lesions in gastrointestinal tract. Dig Liver Dis. 2002 Apr;34(4):290-7.

Buscarini E, Stasi MD, Rossi S, Silva M, Giangregorio F, Adriano Z, Buscarini L. Endosonographic diagnosis of submucosal upper gastrointestinal tract lesions and large fold gastropathies by catheter ultrasound probe. Gastrointest Endosc. 1999 Feb;49(2):184-91.

Caldarola VT, Jackman RJ, Moertel CG, Dockerty MB. Carcinoid tumors of the rectum. Am J Surg. 1964;107:844–849.

Campos FG, Leite AF, Araújo SE, Atuí FC, Seid V, Habr-Gama A, Kiss DR, Gama-Rodrigues J. Anorectal leiomyomas: report of two cases with different anatomical patterns and literature review. Rev Hosp Clin Fac Med Sao Paulo. 2004 Oct;59(5):296-301. Epub 2004 Oct 29. Review.

Carballo M, Roig I, Aguilar F, Pol MA, Gamundi MJ, Hernan I, Martinez-Gimeno M. Novel c-KIT germline mutation in a family with gastrointestinal stromal tumors and cutaneous hyperpigmentation. Am J Med Genet A. 2005 Feb 1;132(4):361-4.

Classen M, Siewert JR. Gastroenterologische Diagnostik. Schattauer Verlag, Stuttgart, New York. 1993.

Chan AO, Lai KC. A patient with long-standing iron-deficient anemia. Nat Clin Pract Gastroenterol Hepatol. 2006 Feb;3(2):112-6; quiz 117.

Chak A, Canto MI, Rösch T, Dittler HJ, Hawes RH, Tio TL, Lightdale CJ, Boyce HW, Scheiman J, Carpenter SL, Van Dam J, Kochman ML, Sivak MV Jr. Endosonographic differentiation of benign and malignant stromal cell tumors. Gastrointest Endosc. 1997 Jun;45(6):468-73.

Chak A. EUS in submucosal tumors. Gastrointest Endosc. 2002 Oct;56(4 Suppl):S43-8.

Choi SH, Sheehan FR, Pickren JW. Metastatic involvement of the stomach by breast cancer. Cancer. 1964 Jun;17:791-7.

Creutzfeldt W: Carcinoid tumors: development of our knowledge. World Journal of Surgery 1996;20: 126-131.

Das A, Sivak MV Jr, Chak A. Cervical esophageal perforation during EUS: a national survey. Gastrointest Endosc. 2001 May;53(6):599-602.

Davila RE, Faigel DO. GI stromal tumors. Gastrointest Endosc. 2003 Jul;58(1):80-8.

Davis GB, Blanchard DK, Hatch GF 3rd, Wertheimer-Hatch L, Hatch KF, Foster RS Jr, Skandalakis JE. Tumors of the stomach. World J Surg. 2000 Apr;24(4):412-20. Review.

Day D, Jass J, Price AB, Shepherd NA, Sloan JM, Talbot IC, Warren BF, Williams GT. Morson & Dawson's Gastrointestinal Pathology. Massachusetts: Blackwell Science Ltd, 2003: 205-209, 383-388, 615.

DiMagno EP, Buxton JL, Regan PT, Hattery RR, Wilson DA, Suarez JR, Green PS. Ultrasonic endoscope. Lancet. 1980 Mar 22;1(8169):629-31.

Dietrich CF. Endosonographie: Lehrbuch und Atlas des endoskopischen Ultraschalls. Thieme, Stuttgart. 1. Auflage. 2008.

Dobru D, Seuchea N, Dorin M, Careianu V. Blue rubber bleb nevus syndrome: case report and literature review. Rom J Gastroenterol. 2004 Sep;13(3):237-40.

Druker BJ, Tamura S, Buchdunger E, Ohno S, Segal GM, Fanning S, Zimmermann J, Lydon NB. Effects of a selective inhibitor of the Abl tyrosine kinase on the growth of Bcr-Abl positive cells. Nat Med. 1996 May;2(5):561-6.

Druker BJ, Talpaz M, Resta DJ, Peng B, Buchdunger E, Ford JM, Lydon NB, Kantarjian H, Capdeville R, Ohno-Jones S, Sawyers CL. Efficacy and safety of a specific inhibitor of the BCR-ABL tyrosine kinase in chronic myeloid leukemia. N Engl J Med. 2001 Apr 5;344(14):1031-7.

Eloubeidi MA, Chen VK, Eltoum IA, Jhala D, Chhieng DC, Jhala N, Vickers SM, Wilcox CM. Endoscopic ultrasound-guided fine needle aspiration biopsy of patients with suspected pancreatic cancer: diagnostic accuracy and acute and 30-day complications. Am J Gastroenterol. 2003 Dec;98(12):2663-8.

El-Zohairy M, Khalil el-SA, Fakhr I, El-Shahawy M, Gouda I. Gastrointestinal stromal tumor (GIST)'s surgical treatment, NCI experience. J Egypt Natl Canc Inst. 2005 Jun;17(2):56-66.

Engström CF, Wiechel KL. Endoluminal ultrasound of the bile ducts. Surg Endosc. 1990;4(4):187-90.

Erickson RA. EUS-guided FNA. Gastrointest Endosc. 2004 Aug;60(2):267-79. Review.

Fahlke J, Ridwelski K, Manger T, Grote R, Lippert H. Diagnostic workup before laparoscopic cholecystectomy--which diagnostic tools should be used? Hepatogastroenterology. 2001 Jan-Feb;48(37):59-65.

Federspiel BH, Burke AP, Sobin LH, Shekitka KM. Rectal and colonic carcinoids. A clinicopathologic study of 84 cases. Cancer. 1990;65:135–140.

Fernandez MJ, Davis RP, Nora PF. Gastrointestinal lipomas. Arch Surg. 1983 Sep;118(9):1081-3.

Fernández-Esparrach G, Sendino O, Solé M, Pellisé M, Colomo L, Pardo A, Martínez-Pallí G, Argüello L, Bordas JM, Llach J, Ginès A. Endoscopic ultrasound-guided fine-needle aspiration and trucut biopsy in the diagnosis of gastric stromal tumors: a randomized crossover study. Endoscopy. 2010 Apr;42(4):292-9. Epub 2010 Mar 30.

Fletcher CD, Berman JJ, Corless C, Gorstein F, Lasota J, Longley BJ, Miettinen M, O'Leary TJ, Remotti H, Rubin BP, Shmookler B, Sobin LH, Weiss SW. Diagnosis of gastrointestinal stromal tumors: A consensus approach. Hum Pathol. 2002 May;33(5):459-65. Review.

Fletcher C, Unni K, Mertens F. WHO Classification of Tumours. Pathology and Genetics of Tumours of Soft Tissue and Bone. Lyon: IARC Press, 2002: 19-23.

Fockens P. Current endosonographic possibilities in the upper gastrointestinal tract. Baillieres Clin Gastroenterol. 1994 Dec;8(4):603-19. Review.

Frisman D. www.immunoquery.com. June 2007.

Fukuda M, Nakano Y, Saito K, Hirata K, Terada S, Urushizaki I. Endoscopic ultrasonography in the diagnosis of pancreatic carcinoma. The use of a liquid-filled stomach method. Scand J Gastroenterol Suppl. 1984;94:65-76.

Gayed I, Vu T, Iyer R, Johnson M, Macapinlac H, Swanston N, Podoloff D. The role of 18F-FDG PET in staging and early prediction of response to therapy of recurrent gastrointestinal stromal tumors. J Nucl Med. 2004 Jan;45(1):17-21. Erratum in: J Nucl Med. 2004 Nov;45(11):1803.

Gill SS, Heuman DM, Mihas AA. Small intestinal neoplasms. J Clin Gastroenterol. 2001 Oct;33(4):267-82.

Giovannini M, Seitz JF, Monges G, Perrier H, Rabbia I. Fine-needle aspiration cytology guided by endoscopic ultrasonography: results in 141 patients. Endoscopy. 1995 Feb;27(2):171-7.

Giuly JA, Picand R, Giuly D, Monges B, Nguyen-Cat R. Von Recklinghausen disease and gastrointestinal stromal tumors. Am J Surg. 2003 Jan;185(1):86-7.

Gourtsoyiannis N, Makó E. Imaging of primary small intestinal tumours by enteroclysis and CT with pathological correlation. Eur Radiol. 1997;7(5):625-42.

Gourtsoyiannis N, Grammatikakis J, Prassopoulos P. Role of conventional radiology in the diagnosis and staging of gastrointestinal tract neoplasms. Semin Surg Oncol. 2001 Mar;20(2):91-108. Review.

Gress F, Savides T, Cummings O, Sherman S, Lehman G, Zaidi S, Hawes R. Radial scanning and linear array endosonography for staging pancreatic cancer: a prospective randomized comparison. Gastrointest Endosc. 1997 Feb;45(2):138-42.

Gress F, Schmitt C, Savides T, Faigel DO, Catalano M, Wassef W, Roubein L, Nickl N, Ciaccia D, Bhutani M, Hoffman B, Affronti J. Interobserver agreement for EUS in the evaluation and diagnosis of submucosal masses. Gastrointest Endosc. 2001 Jan;53(1):71-6.

Grönstad K, Grimelius L, Ekman R, Kewenter J, Ahiman H. Disseminated rectal carcinoid tumor with production of immunoreactive motilin. Endocrinol Pathol. 1992;3:194–200.

Gross M. Sonographie: Schritt für Schritt zur Diagnose. Elsevier Verlag, München. 1. Auflage. 2006.

Gupta RK, Naran S, Lallu S, Fauck R. Cytodiagnosis of simultaneous pulmonary infection due to cytomegalovirus and pneumocystis carinii in a sample of bronchoalveolar lavage. Diagn Cytopathol. 2004 May;30(5):341.

Hatch GF 3rd, Wertheimer-Hatch L, Hatch KF, Davis GB, Blanchard DK, Foster RS Jr, Skandalakis JE. Tumors of the esophagus. World J Surg. 2000 Apr;24(4):401-11. Review.

Hasegawa T, Yang P, Kagawa N, Hirose T, Sano T. CD34 expression by inflammatory fibroid polyps of the stomach. Mod Pathol. 1997 May;10(5):451-6.

Hawes RH, Wiersema MJ. Role of endoscopy in the staging of colorectal carcinoma. Endoscopy. 1993 Jan;25(1):101-7. Review.

Hedenbro JL, Ekelund M, Wetterberg P. Endoscopic diagnosis of submucosal gastric lesions. The results after routine endoscopy. Surg Endosc. 1991;5(1):20-3.

Heitz PU, Komminnoth P, Perren A, Klimstra DS, Dayal Y, Bordi C, Lechago J, Centeno BA, Klöppel G. Pancreatic endocrine tumors. In: Delellis RA, Lloyd RV, Heitz PU, Eng C: WHO Classification of Tumours, Pathology and Genetics, Tumours of Endocrine Organs: Pancreatic endocrine tumours. Lyon 2004. 177-182.

Hemminki K, Li X. Incidence trends and risk factors of carcinoid tumors: a nationwide epidemiologic study from Sweden. Cancer 2001;92: 2204–2210.

Herth F, Becker HD. Endobronchial ultrasound of the airways and the mediastinum. Monaldi Arch Chest Dis. 2000 Feb;55(1):36-44. Review.

Herth F, Becker HD, Ernst A. Conventional vs endobronchial ultrasound-guided transbronchial needle aspiration: a randomized trial. Chest. 2004 Jan;125(1):322-5.

Hirooka Y, Goto H, Itoh A, Hashimoto S, Niwa K, Ishikawa H, Okada N, Itoh T, Kawashima H. Case of intraductal papillary mucinous tumor in which endosonography-guided fine-needle aspiration biopsy caused dissemination. J Gastroenterol Hepatol. 2003 Nov;18(11):1323-4.

Hirota S, Isozaki K, Moriyama Y, Hashimoto K, Nishida T, Ishiguro S, Kawano K, Hanada M, Kurata A, Takeda M, Muhammad Tunio G, Matsuzawa Y, Kanakura Y, Shinomura Y, Kitamura Y. Gain-of-function mutations of c-kit in human gastrointestinal stromal tumors. Science. 1998 Jan 23;279(5350):577-80.

Hizawa K, Matsumoto T, Kouzuki T, Suekane H, Esaki M, Fujishima M. Cystic submucosal tumors in the gastrointestinal tract: endosonographic findings and endoscopic removal. Endoscopy. 2000 Sep;32(9):712-4.

Hohenberger P, Reichardt P, Stroszczynski C, Schneider, U, Hossfeld, DK. Gastrointestinale Stromatumoren – Tumorentität und Therapie mit Imatinib. Dtsch Ärztebl. 100:1612–1618 (Heft 23).

Horton KM, Fishman EK. Current role of CT in imaging of the stomach. Radiographics. 2003 Jan-Feb;23(1):75-87. Review.

Howry DH, Bliss WR. Ultrasonic visualization of soft tissue structures of the body. J Lab Clin Med. 1952 Oct;40(4):579-92.

Hsu CC, Chen JJ, Changchien CS. Endoscopic features of metastatic tumors in the upper gastrointestinal tract. Endoscopy. 1996 Feb;28(2):249-53.

Hwang JH, Kimmey MB. The incidental upper gastrointestinal subepithelial mass. Gastroenterology. 2004 Jan;126(1):301-7.

Hwang JH, Rulyak SD, Kimmey MB; American Gastroenterological Association Institute. American Gastroenterological Association Institute technical review on the management of gastric subepithelial masses. Gastroenterology. 2006 Jun;130(7):2217-28.

Inagawa S, Hori M, Shimazaki J, Matsumoto S, Ishii H, Itabashi M, Adachi S, Kawamoto T, Fukao K. Solitary schwannoma of the colon: report of two cases. Surg Today. 2001;31(9):833-8.

Ikematsu Y, Nishiwaki Y, Kida H, Iwaoka Y, Nagashima S, Ozawa T, Hasegawa S, Okawada T, Waki S. Gastric outlet obstruction caused by a heterotopic pancreas in a pregnant woman: report of a case. Surg Today. 2003;33(12):952-5.

Jadvar H, Fischman AJ. Evaluation of Rare Tumors with [F-18]Fluorodeoxyglucose Positron Emission Tomography. Clin Positron Imaging. 1999 May;2(3):153-158.

Jager PL, Gietema JA, van der Graaf WT. Imatinib mesylate for the treatment of gastrointestinal stromal tumours: best monitored with FDG PET. Nucl Med Commun. 2004 May;25(5):433-8.

Janssen J, König K, Knop-Hammad V, Johanns W, Greiner L. Frequency of bacteremia after linear EUS of the upper GI tract with and without FNA. Gastrointest Endosc. 2004 Mar;59(3):339-44.

Jenssen C, Faiss S, Nürnberg D. Complications of endoscopic ultrasound and endoscopic ultrasound-guided interventions - results of a survey among German centers. Z Gastroenterol. 2008 Oct;46(10):1177-84. Epub 2008 Oct 20.

Junqueira L., Carneiro J., Kelley R. Hrsg.: Gratzl M. Histologie. Springer Verlag. 5. Auflage. 2002.

Kapfer B. Die Wertigkeit der Endosonographie bei submukösen Tumoren des oberen Gastrointestinaltraktes. Die Dissertation wurde am 22.05.06 bei der Technischen Universität München eingereicht und durch die Fakultät für Medizin am 18.04.07 angenommen. München. 2007 Apr.

Kim MK, Higgins J, Cho EY, Ko YH, Oh YL. Expression of CD34, bcl-2, and kit in inflammatory fibroid polyps of the gastrointestinal tract. Appl Immunohistochem Mol Morphol. 2000 Jun;8(2):147-53.

Kindblom LG, Remotti HE, Aldenborg F, Meis-Kindblom JM. Gastrointestinal pacemaker cell tumor (GIPACT): gastrointestinal stromal tumors show phenotypic characteristics of the interstitial cells of Cajal. Am J Pathol. 1998 May;152(5):1259-69.

Kochman ML, Elta GH, Bude R, Nostrant TT, Scheiman JM. Utility of a linear array ultrasound endoscope in the evaluation of suspected pancreatic disease. J Gastrointest Surg. 1998 May-Jun;2(3):217-22.

Kohut M, Nowakowska-Duława E, Marek T, Kaczor R, Nowak A. Accuracy of linear endoscopic ultrasonography in the evaluation of patients with suspected common bile duct stones. Endoscopy. 2002 Apr;34(4):299-303.

Kolodziejczyk P, Yao T, Tsuneyoshi M. Inflammatory fibroid polyp of the stomach. A special reference to an immunohistochemical profile of 42 cases. Am J Surg Pathol. 1993 Nov;17(11):1159-68.

Koura AN, Giacco GG, Curley SA, Skibber JM, Feig BW, EllisLM. Carcinoid tumors of the rectum: effect of size, histopathology, and surgical treatment on metastasis free survival. Cancer. 1997;79:1294–1298.

Kruis W, Roehrig H, Hardt M, Pohl C, Schlosser D. A prospective evaluation of the diagnostic work-up before laparoscopic cholecystectomy. Endoscopy. 1997 Sep;29(7):602-8.

Lachter J, Rubin A, Shiller M, Lavy A, Yasin K, Suissa A, Reshef R. Linear EUS for bile duct stones. Gastrointest Endosc. 2000 Jan;51(1):51-4.

Lachter J. Fatal complications of endoscopic ultrasonography: a look at 18 cases. Endoscopy. 2007 Aug;39(8):747-50. Review.

Landi B, Palazzo L. The role of endosonography in submucosal tumours. Best Pract Res Clin Gastroenterol. 2009;23(5):679-701.

Lamvik J, Hella H, Liabakk NB, Halaas Ø. Nonlabeled secondary antibodies augment/maintain the binding of primary, specific antibodies to cell membrane antigens. Cytometry. 2001 Nov 1;45(3):187-93.

Lau S, Tam KF, Kam CK, Lui CY, Siu CW, Lam HS, Mak KL. Imaging of gastrointestinal stromal tumour (GIST). Clin Radiol. 2004 Jun;59(6):487-98. Review.

Lee YT. Leiomyosarcoma of the gastro-intestinal tract: general pattern of metastasis and recurrence. Cancer Treat Rev. 1983 Jun;10(2):91-101.

Levy AD, Remotti HE, Thompson WM, Sobin LH, Miettinen M. Gastrointestinal stromal tumors: radiologic features with pathologic correlation. Radiographics. 2003 Mar-Apr;23(2):283-304, 456; quiz 532. Review.

Levy AD, Remotti HE, Thompson WM, Sobin LH, Miettinen M. Anorectal gastrointestinal stromal tumors: CT and MR imaging features with clinical and pathologic correlation. AJR Am J Roentgenol. 2003 Jun;180(6):1607-12.

Levy AD, Patel N, Abbott RM, Dow N, Miettinen M, Sobin LH. Gastrointestinal stromal tumors in patients with neurofibromatosis: imaging features with clinicopathologic correlation. AJR Am J Roentgenol. 2004 Dec;183(6):1629-36.

Levy MJ, Jondal ML, Clain J, Wiersema MJ. Preliminary experience with an EUS-guided trucut biopsy needle compared with EUS-guided FNA. Gastrointest Endosc. 2003 Jan;57(1):101-6.

Levy MJ, Norton ID, Wiersema MJ, Schwartz DA, Clain JE, Vazquez-Sequeiros E, Wilson WR, Zinsmeister AR, Jondal ML. Prospective risk assessment of bacteremia and other infectious complications in patients undergoing EUS-guided FNA. Gastrointest Endosc. 2003 May;57(6):672-8.

Liegl B, Hornick JL, Corless CL, Fletcher CD. Monoclonal antibody DOG1.1 shows higher sensitivity than KIT in the diagnosis of gastrointestinal stromal tumors, including unusual subtypes. Am J Surg Pathol. 2009 Mar;33(3):437-46.

Liu JB, Goldberg BB. 2-D and 3-D endoluminal ultrasound: vascular and nonvascular applications. Ultrasound Med Biol. 1999 Feb;25(2):159-73. Review.

Maruyama M, Fukayama M, Koike M. A case of multiple carcinoid tumors of the rectum with extraglandular endocrine cell proliferation. Cancer. 1988;60:131–136.

Matthes K, Bounds BC, Collier K, Gutierrez A, Brugge WR. EUS staging of upper GI malignancies: results of a prospective randomized trial. Gastrointest Endosc. 2006 Oct;64(4):496-502. Epub 2006 Aug 22.

Meyer S, Bittinger F, Keth A, Von Mach MA, Kann PH. Endosonographically controlled transluminal fine needle aspiration biopsy: diagnostic quality by cytologic and histopathologic classification. Dtsch Med Wochenschr. 2003 Jul 25;128(30):1585-91.

Maeyama H, Hidaka E, Ota H, Minami S, Kajiyama M, Kuraishi A, Mori H, Matsuda Y, Wada S, Sodeyama H, Nakata S, Kawamura N, Hata S, Watanabe M, Iijima Y, Katsuyama T. Familial gastrointestinal stromal tumor with hyperpigmentation: association with a germline mutation of the c-kit gene. Gastroenterology. 2001 Jan;120(1):210-5.

Mann K. Tumoren des Gastrointestinaltrakts und des Pankreas In: Huhn D, Wilms K: Internistische Onkologie 1994;584-599, Thieme Verlag.

Matsui K, Iwase T, Kitagawa M. Small, polypoid-appearing carcinoid tumors of the rectum. Clinicopathologic study of 16 cases and effectiveness of endoscopic treatment. Am J Gastroenterol. 1993;88:1949–1953.

Miettinen M, Blay JY, Sobin LH, Wotherspoon A, Chott A, Gascoyne RD, Müller-Hermelink HK, Kindblom LG. World Health Organization classification of tumors -- Pathology and genetics of tumours of the digestive system. Lyon: IARC Press, 2000: 29, 58, 65, 142-143.

Miettinen M, Sarlomo-Rikala M, Sobin LH, Lasota J. Esophageal stromal tumors: a clinicopathologic, immunohistochemical, and molecular genetic study of 17 cases and comparison with esophageal leiomyomas and leiomyosarcomas. Am J Surg Pathol. 2000 Feb;24(2):211-22.

Miettinen M, Lasota J. Gastrointestinal stromal tumors--definition, clinical, histological, immunohistochemical, and molecular genetic features and differential diagnosis. Virchows Arch. 2001 Jan;438(1):1-12. Review.

Miettinen M, El-Rifai W, H L Sobin L, Lasota J. Evaluation of malignancy and prognosis of gastrointestinal stromal tumors: a review. Hum Pathol. 2002 May;33(5):478-83. Review.

Miettinen M, Lasota J, Sobin LH. Gastrointestinal stromal tumors of the stomach in children and young adults: a clinicopathologic, immunohistochemical, and molecular genetic study of 44 cases with long-term follow-up and review of the literature. Am J Surg Pathol. 2005 Oct;29(10):1373-81.

Mortensen MB, Durup J, Pless T, Plagborg GJ, Ainsworth AP, Nielsen HO, Hovendal C. Initial experience with new dedicated needles for laparoscopic ultrasound-guided fine-needle aspiration and histological biopsies. Endoscopy. 2001 Jul;33(7):585-9.

Mouës CM, Steenvoorde P, Viersma JH, van Groningen K, de Bruïne JF. Jejunal intussusception of a gastric lipoma: a review of literature. Dig Surg. 2002;19(5):418-20.

Nakachi A, Miyazato H, Oshiro T, Shimoji H, Shiraishi M, Muto Y. Granular cell tumor of the rectum: a case report and review of the literature. J Gastroenterol. 2000;35(8):631-4.

Naunheim KS, Zeitels J, Kaplan EL, Sugimoto J, Shen K-L, Lee C-H, et al. Rectal carcinoid tumors. Treatment and prognosis. Surgery. 1983;94:670–676.

Nickels J, Laasonen EM. Pancreatic heterotopia. Scand J Gastroenterol. 1970;5(8):639-40.

Nickl N, Gress F, McClave S, et al. Hypoechoic intramural tumor study: final report. Gastrointest Endosc 2002;55:AB98.

Nickl N. Endoscopic approach to gastrointestinal stromal tumors. Gastrointest Endosc Clin N Am. 2005 Jul;15(3):455-66, viii.

Nilsson B, Bümming P, Meis-Kindblom JM, Odén A, Dortok A, Gustavsson B, Sablinska K, Kindblom LG. Gastrointestinal stromal tumors: the incidence, prevalence, clinical course, and prognostication in the preimatinib mesylate era--a population-based study in western Sweden. Cancer. 2005 Feb 15;103(4):821-9.

O'Briain DS, Dayal Y, DeLellis RA, Tischler AS, Bendon R, Wolfe HJ. Rectal carcinoids as tumors of the hindgut endocrine cells. A morphological and immunohistochemical analysis. Am J Surg Pathol. 1982;6:131–142.

Odze RD, Antonioli DA, Wallace MB, Thomas Jr CR, Keohan ML, Hibshoosh H, Antman KH. Gastrointestinal Cancers-A comparison to Sleisenger and Fordtran's Gastrointestinal and Liver Disease. Spain: Elsevier Science Limited, 2003: 265-266, 671, 724

Osipov V, Shidham V, Pandit A, Rao N. Granular Cell Tumors. http://emedicine.medscape.com/. 2009 Jan 22.

O'Toole D, Palazzo L, Arotçarena R, Dancour A, Aubert A, Hammel P, Amaris J, Ruszniewski P. Assessment of complications of EUS-guided fine-needle aspiration. Gastrointest Endosc. 2001 Apr;53(4):470-4.

Palazzo L, Landi B, Cellier C, Roseau G, Chaussade S, Couturier D, Barbier J. Endosonographic features of esophageal granular cell tumors. Endoscopy. 1997 Nov;29(9):850-3.

Palazzo L, Landi B, Cellier C, Cuillerier E, Roseau G, Barbier JP. Endosonographic features predictive of benign and malignant gastrointestinal stromal cell tumours. Gut. 2000 Jan;46(1):88-92.

Paquin SC, Gariépy G, Lepanto L, Bourdages R, Raymond G, Sahai AV. A first report of tumor seeding because of EUS-guided FNA of a pancreatic adenocarcinoma. Gastrointest Endosc. 2005 Apr;61(4):610-1.

Pedersen BH, Vilmann P, Milman N, Folke K, Hancke S. Endoscopic ultrasonography with guided fine needle aspiration biopsy of a mediastinal mass lesion. Acta Radiol. 1995 May;36(3):326-8.

Pedersen BH, Vilmann P, Folke K, Jacobsen GK, Krasnik M, Milman N, Hancke S. Endoscopic ultrasonography and real-time guided fine-needle aspiration biopsy of solid lesions of the mediastinum suspected of malignancy. Chest. 1996 Aug;110(2):539-44.

Philipper M, Hollerbach S, Gabbert HE, Heikaus S, Böcking A, Pomjanski N, Neuhaus H, Frieling T, Schumacher B. Prospective comparison of endoscopic ultrasound-guided fine-needle aspiration and surgical histology in upper gastrointestinal submucosal tumors. Endoscopy. 2010 Apr;42(4):300-5. Epub 2010 Mar 19.

Polkowski M, Butruk E. Submucosal lesions. Gastrointest Endosc Clin N Am. 2005 Jan;15(1):33-54, viii.

Polkowski M. Endoscopic ultrasound and endoscopic ultrasound-guided fine-needle biopsy for the diagnosis of malignant submucosal tumors. Endoscopy. 2005 Jul;37(7):635-45.

Ponsaing LG, Kiss K, Loft A, Jensen LI, Hansen MB. Diagnostic procedures for submucosal tumors in the gastrointestinal tract. World J Gastroenterol. 2007 Jun 28;13(24):3301-10.

Ponsaing LG, Hansen MB. Therapeutic procedures for submucosal tumors in the gastrointestinal tract. World J Gastroenterol. 2007 Jun 28;13(24):3316-22. Review.

Ratzenhofer R, Gamse R, Höfler H, Auböck L, Popper H, Pohl P, et al. Substance P in an argentaffin carcinoid of the caecum. Biochemical and biological characterization. Virchows Arch [A]. 1981;392:21–31.

Reddy MP, Reddy P, Lilien DL. F-18 FDG PET imaging in gastrointestinal stromal tumor. Clin Nucl Med. 2003 Aug;28(8):677-9.

Reichardt P, Pink D, Mrozek A, Lindner T, Hohenberger P. Gastrointestinal stromal tumors (GIST). Z Gastroenterol. 2004 Apr;42(4):327-31. Review. German.

Reichardt P., Hohenberger P. Gastrointestinale Stromatumore (GIST). UNI-MED Verlag, Bremen. 1. Auflage. 2006.

Rösch T, Dittler HJ, Fockens P, et al. Major complications of endoscopic ultrasonography: results of a survey of 42105 cases (abstract). Gastrointest Endosc 1993;39:370

Rösch T, Kapfer B, Will U, Baronius W, Strobel M, Lorenz R, Ulm K; German EUS Club. Endoscopic ultrasonography. Accuracy of endoscopic ultrasonography in upper gastrointestinal submucosal lesions: a prospective multicenter study. Scand J Gastroenterol. 2002 Jul;37(7):856-62.

Rubin E. Essential Pathology. Philadelphia: Lippincott Williams & Wilkins, 2001: 271-273, 709

Saund MS, Demetri GD, Ashley SW. Gastrointestinal stromal tumors (GISTs). Curr Opin Gastroenterol. 2004 Mar;20(2):89-94.

Schmidt G, Görg C. Kursbuch Ultraschall: Nach den Richtlinien der DEGUM und der KBV. Thieme, Stuttgart. 5., überarbeitete und erweiterte Auflage. 2008.

Shah JN, Fraker D, Guerry D, Feldman M, Kochman ML. Melanoma seeding of an EUS-guided fine needle track. Gastrointest Endosc. 2004 Jun;59(7):923-4.

Shih LN, Chang SL, Chuang SM, Kuo CF. Inflammatory fibroid polyp of the jejunum causing intussusception. Am J Gastroenterol. 1997 Jan;92(1):162-4.

Shim CS, Jung IS. Endoscopic removal of submucosal tumors: preprocedure diagnosis, technical options, and results. Endoscopy. 2005 Jul;37(7):646-54. Review.

Shimoda T, Ishikawa E, Sano T, Watanabe K, Ikegami M. Histopathological and immunohistochemical study of neuroendocrine tumors of the rectum. Acta Pathol Jpn. 1984;34:1059–1077.

Siemsen M, Svendsen LB, Knigge U, Vilmann P, Jensen F, Rasch L, Stentoft P. A prospective randomized comparison of curved array and radial echoendoscopy in patients with esophageal cancer. Gastrointest Endosc. 2003 Nov;58(5):671-6.

Sloots CE, de Brauw LM, Bot FJ, Greve JW. False-positive cytology in diagnostic laparoscopy due to ectopic pancreas. Dig Surg. 1999;16(5):434-6.

Stolte M, Finkenzeller G. Inflammatory fibroid polyp of the stomach. Endoscopy. 1990 Sep;22(5):203-7.

Strohm WD, Phillip J, Hagenmüller F, Classen M. Ultrasonic tomography by means of an ultrasonic fiberendoscope. Endoscopy. 1980 Sep;12(5):241-4.

Stroobants S, Goeminne J, Seegers M, Dimitrijevic S, Dupont P, Nuyts J, Martens M, van den Borne B, Cole P, Sciot R, Dumez H, Silberman S, Mortelmans L, van Oosterom A. 18FDG-Positron emission tomography for the early prediction of response in advanced soft tissue sarcoma treated with imatinib mesylate (Glivec). Eur J Cancer. 2003 Sep;39(14):2012-20.

Stupnik S, Rafaelli C, González GO, Pestalardo ML, Quesada M, Viúdez P. Subepithelial tumors of the gastrointestinal tract. Article in Spanish. Acta Gastroenterol Latinoam. 2009 Jun;39(2):118-24.

Sun Y, Wasserman PG. Acinar cell carcinoma arising in the stomach: a case report with literature review. Hum Pathol. 2004 Feb;35(2):263-5. Review.

Tran T, Davila JA, El-Serag HB. The epidemiology of malignant gastrointestinal stromal tumors: an analysis of 1,458 cases from 1992 to 2000. Am J Gastroenterol. 2005 Jan;100(1):162-8.

Tryggvason G, Gíslason HG, Magnússon MK, Jónasson JG. Gastrointestinal stromal tumors in Iceland, 1990-2003: the icelandic GIST study, a population-based incidence and pathologic risk stratification study. Tryggvason G, Gíslason HG, Magnússon MK, Jónasson JG.

Vander Noot MR 3rd, Eloubeidi MA, Chen VK, Eltoum I, Jhala D, Jhala N, Syed S, Chhieng DC. Diagnosis of gastrointestinal tract lesions by endoscopic ultrasound-guided fine-needle aspiration biopsy. Cancer. 2004 Jun 25;102(3):157-63.

Van de Rijn M, Hendrickson MR, Rouse RV. CD34 expression by gastrointestinal tract stromal tumors. Hum Pathol. 1994 Aug;25(8):766-71.

Van Stolk RU. Subepithelial lesions. In: Van Dam J, Sivak MV, editors. Gastrointestinal Endosonography. Philadelphia, London, Toronto, Montreal, Sydney, Tokyo: W.B. Saunders, 1999: 153-65.

Veitt R. Klinische Wertigkeit der Kontrastsonographie in der Diagnostik fokaler Leberläsionen bei Patienten ohne und mit diffusen Leberparenchymerkrankungen. Dissertation vorgelegt dem Rat der Medizinischen Fakultät der Friedrich-Schiller-Universität Jena. 2008 Jul.

Vilmann P, Khattar S, Hancke S. Endoscopic ultrasound examination of the upper gastrointestinal tract using a curved-array transducer. A preliminary report. Surg Endosc. 1991;5(2):79-82.

Vilmann P, Jacobsen GK, Henriksen FW, Hancke S. Endoscopic ultrasonography with guided fine needle aspiration biopsy in pancreatic disease. Gastrointest Endosc. 1992 Mar-Apr;38(2):172-3.

Vilmann P, Hancke S, Henriksen FW, Jacobsen GK. Endosonographically-guided fine needle aspiration biopsy of malignant lesions in the upper gastrointestinal tract. Endoscopy. 1993 Oct;25(8):523-7.

Vilmann P, Hancke S, Henriksen FW, Jacobsen GK. Endoscopic ultrasonography-guided fine-needle aspiration biopsy of lesions in the upper gastrointestinal tract. Gastrointest Endosc. 1995 Mar;41(3):230-5.

Vilmann P. Endoscopic ultrasonography-guided fine-needle aspiration biopsy of lymph nodes. Gastrointest Endosc. 1996 Feb;43(2 Pt 2):S24-9

Vilmann P, Krasnik M, Larsen SS, Jacobsen GK, Clementsen P. Transesophageal endoscopic ultrasound-guided fine-needle aspiration (EUS-FNA) and endobronchial ultrasound-guided transbronchial needle aspiration (EBUS-TBNA) biopsy: a combined approach in the evaluation of mediastinal lesions. Endoscopy. 2005 Sep;37(9):833-9.

Waxman I, Saitoh Y, Raju GS, Watari J, Yokota K, Reeves AL, Kohgo Y. High-frequency probe EUS-assisted endoscopic mucosal resection: a therapeutic strategy for submucosal tumors of the GI tract. Gastrointest Endosc. 2002 Jan;55(1):44-9.

Wiech T, Walch A, Werner M. Histopathological classification of nonneoplastic and neoplastic gastrointestinal submucosal lesions. Endoscopy. 2005 Jul;37(7):630-4. Review.

Wiersema MJ, Levy MJ, Harewood GC, Vazquez-Sequeiros E, Jondal ML, Wiersema LM. Initial experience with EUS-guided trucut needle biopsies of perigastric organs. Gastrointest Endosc. 2002 Aug;56(2):275-8.

Wilander E, El-Salhy M, Lundqvist M, Grimelius L, Terenius L, Lundberg JM, et al. Polypeptide YY (PYY) and pancreatic polypeptide (PP) in rectal carcinoids. An immunocytochemical study. Virchows Arch [A]. 1983;401:67–72.

Wilander E, Portela-Gomes G, Grimelius L, Lundqvist G, Skoog V. Enteroglucagon and substance P-like immunoreactivity in argentaffin and argyrophil rectal carcinoids. Virchows Arch [Cell Pathol]. 1977;25:117–124.

Wilkinson MD, Fulham MJ. FDG PET imaging of metastatic gastrointestinal stromal tumor. Clin Nucl Med. 2003 Sep;28(9):780-1. Review.

Wille P, Borchard F. Fibroid polyps of intestinal tract are inflammatory-reactive proliferations of CD34-positive perivascular cells. Histopathology. 1998 Jun;32(6):498-502.

Wrba F. Gastrointestinal stomal tumours, morphology and molecular pathology. Wien Med Wochenschr. 2009;159(15-16):383-8. Review. German.

Yamashita Y, Maekawa T, Sakai T, Shirakusa T. Transgastrostomal endoscopic surgery for early gastric carcinoma and submucosal tumor. Surg Endosc. 1999 Apr;13(4):361-4.

Yokoi K, Tanaka N, Shoji K, Ishikawa N, Seya T, Horiba K, Kanazawa Y, Yamashita K, Ohaki Y, Tajiri T. A study of histopathological assessment criteria for assessing malignancy of gastrointestinal stromal tumor, from a clinical standpoint. J Gastroenterol. 2005 May;40(5):467-73.

Yoshida A, Yano M, Fujinaga Y, Sano C, Mori H, Yoshida H, et al. Argentaffin carcinoid tumor of the rectum. Cancer. 1981;48:2103–2106.

Yoshikane H, Suzuki T, Yoshioka N, Ogawa Y, Hamajima E, Hasegawa N, Yokoi T. Duodenal carcinoid tumor: endosonographic imaging and endoscopic resection. Am J Gastroenterol. 1995;90: 642-4.

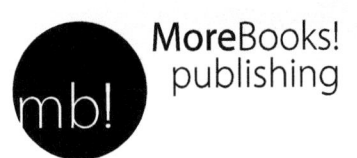

i want morebooks!

Buy your books fast and straightforward online - at one of world's fastest growing online book stores! Environmentally sound due to Print-on-Demand technologies.

Buy your books online at
www.get-morebooks.com

Kaufen Sie Ihre Bücher schnell und unkompliziert online – auf einer der am schnellsten wachsenden Buchhandelsplattformen weltweit! Dank Print-On-Demand umwelt- und ressourcenschonend produziert.

Bücher schneller online kaufen
www.morebooks.de

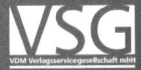 VDM Verlagsservicegesellschaft mbH
Heinrich-Böcking-Str. 6-8   Telefon: +49 681 3720 174   info@vdm-vsg.de
D - 66121 Saarbrücken   Telefax: +49 681 3720 1749   www.vdm-vsg.de

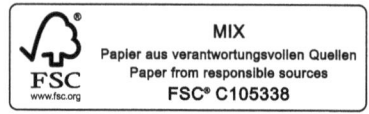

Printed by Books on Demand GmbH, Norderstedt / Germany